神経ブロック・鍼療法

細川豊史・石丸圭荘　編著

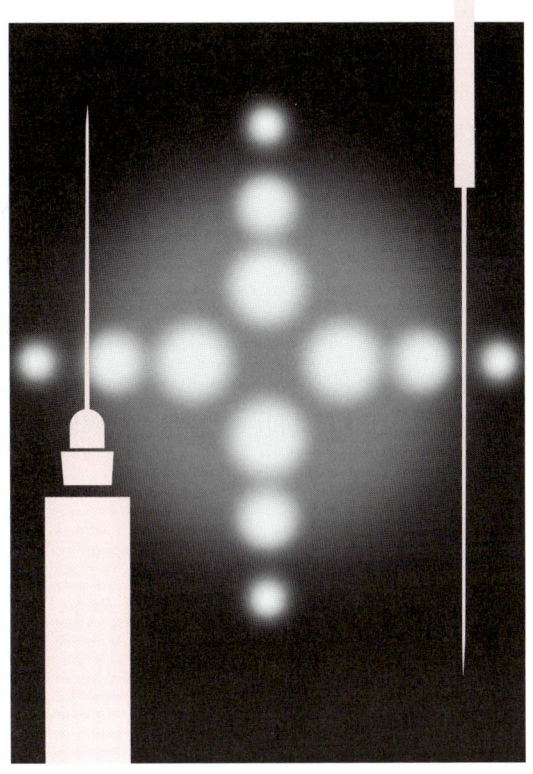

医歯薬出版株式会社

編集・執筆一覧

編　集／ 細川豊史　京都府立医科大学附属病院 病院教授
　　　　 石丸圭荘　了德寺大学健康科学部 教授

執　筆（執筆順）

細川豊史	編集に同じ
石丸圭荘	編集に同じ
大西佳子	京都府立医科大学疼痛緩和医療学講座 疼痛緩和医療部
山下智充	京都きづ川病院麻酔科部長
小西千陽	京都府立医科大学疼痛緩和医療部 研修員
深澤圭太	京都府立医科大学疼痛緩和医療学講座助教 疼痛緩和医療部
大森美佐子	蘇生会総合病院麻酔科部長
上野博司	京都府立医科大学麻酔科助教 疼痛緩和医療部
深澤まどか	京都府立医科大学疼痛緩和医療学講座 病院助教
高取真由美	京都府立医科大学疼痛緩和医療学講座 病院助教
柿原健	柿原ペインクリニック 院長
原田秋穂	京都府立医科大学疼痛緩和医療学講座 病院助教

This book was originally published in Japanese
under the title of :
SHINKEI BUROKKU HARIRYOUHOU
(Nerve block and acupuncture)

Editors :
HOSOKAWA, Toyoshi
Clinical professor & Director of Pain Treatment & Palliative Care Unit,
University Hospital, Kyoto Prefectural University of Medicine
ISHIMARU, Keisou
Professor, Faculty of Health Science
Ryotokuji University
©2010 1st ed.
ISHIYAKU PUBLISHERS, INC.
　7-10, Honkomagome 1 chome, Bunkyo-ku,
　Tokyo 113-8612, Japan

序　文

　神経ブロックの歴史は，1884～85年に，HalstedとHallがコカインを用いて神経ブロックを行い，手術のための局所麻酔として用いたことから始まる．痛みの治療に神経ブロックが用いられるようになったのは，正式には1963年であり，まだまだその歴史は新しい．以降，麻酔科医を中心に痛み治療を専門とするペインクリニックにおける主な治療法として急速な発展を遂げてきた．局所麻酔薬によるブロックだけでなく，神経破壊薬使用による長期効果のある神経ブロックや熱によるブロックが可能な高周波熱凝固法なども一般的となっている．技術的にも名人技が要求された盲目的ブロックの時代は過ぎ去りつつあり，X線，CT，MR透視下での，より確実な神経ブロックが普及し，最近では超音波ガイド下に外来で安全に神経ブロックが行えるなど，診療機器の発展とともに神経ブロックも急速な進歩を遂げてきている．

　神経ブロックに比べ，鍼療法の歴史は古く，わが国に中国から伝来したのは6世紀と記録されている．本来，痛みの治療に用いられることが多く，伝来以降，わが国独自の発展を遂げ，江戸時代にはその最盛期を迎えていた．明治維新以降，その命脈は保たれつつも一次廃れていたが，1970年代に中国の鍼麻酔がマスコミに紹介されたころから見直され，現在の興盛に至っている．

　鍼療法は，人間の体表に361存在するツボ（経穴）や経穴を結ぶ線（経絡）を刺激し，神経系，免疫系，内分泌系を活性化させ，恒常性機能や下行性疼痛抑制系の賦活など，evidence based medicine（科学的根拠に基づく医療）として，NIHにおいても検証され，痛みの治療に効果を発揮している．

　共同編者である細川は，30数年前の京都府立医科大学医学部5回生在学のころから，当時の第2生理学教室の教授で，後に明治鍼灸大学（現在の明治国際医療大学）の教授になられた故岩瀨義彦名誉教授の薫陶を受け，鍼療法を学び始めた．鍼療法の刺鍼点となる経穴と神経ブロック点が一致する箇所が多いことも，神経ブロックと鍼療法の大きな接点となるところであり，大変に興味深い．この部位は解剖的に神経の絞扼性障害などを引き起こしやすいなどの特徴を備えているが，神経症状や神経痛の程度に応じて神経ブロック療法と鍼療法の互いの利点を理解し，補完的な治療が実践されることが期待される．

　このユニークな本書『神経ブロック・鍼療法』は，共同編著者とともに企画し，医歯薬出版株式会社の竹内大氏の御理解と多大な御協力により出版に至ったものである．本書が西洋・東洋医学の結び手の一つとして，多くの若い方々の"神経ブロック・鍼療法"への興味を引き，その手引きとなることを切望する．

2010年6月

細川豊史，石丸圭荘

執筆分担

神経ブロック

総論：細川豊史

1. 三叉神経：大西佳子
2. 顔面神経：山下智充
3. 後頭神経：小西千陽
4. 星状神経節：深澤圭太
5. 硬膜外腔：大森美佐子
6. 頸部神経根：大西佳子
7. 腕神経叢：上野博司
8. 上肢の末梢神経：深澤まどか
9. 肋間神経：山下智充（肋間神経ブロック）／
   深澤圭太（胸部傍脊椎ブロック）
10. 肩甲上神経：深澤圭太
11. 腰神経叢：高取真由美
12. 坐骨神経：上野博司
13. 陰部神経：大森美佐子
14. 椎間関節：柿原健（椎間関節ブロック）／
    深澤まどか（腰椎後枝内側枝ブロック，高周波熱凝固法）
15. 脛骨神経・総腓骨神経：原田秋穂

鍼療法：石丸圭荘

目　次

序　文 …………… iii

はじめに／総論

I. 神経ブロック療法 …………………………………………………………… 1
1. 神経ブロック療法とは ……………………………………………………… 1
1）神経ブロックの定義／1　　2）神経ブロックに用いられる薬剤／1
3）神経ブロック療法の適応疾患／2　　4）神経ブロックの合併症／3
2. 神経ブロックの作用機序 …………………………………………………… 3
1）神経ブロックが鎮痛効果を持つ理由／3　　2）特殊な神経ブロック／5

II. 鍼療法 ………………………………………………………………………… 6
1. 鍼療法とは …………………………………………………………………… 6
2. 鍼（鍼鎮痛）の作用機序 …………………………………………………… 8
3. 鍼麻酔手術の実際 …………………………………………………………… 9
文　献 …………………………………………………………………………… 10

各論／神経ブロック・鍼療法の実際

1. 三叉神経 ………………………………………………………………………… 13

解剖／13　　神経ブロック／14　　鍼療法／21

1. 三叉神経節ブロック ………………………………………………………… 14
1）三叉神経節ブロックとは／14　　2）三叉神経節ブロックの実際／14
3）合併症／16
2. 眼窩上神経ブロック ………………………………………………………… 16
1）眼窩上神経ブロックとは／16　　2）眼窩上神経ブロックの実際／17
3）合併症／17
3. 眼窩下神経ブロック ………………………………………………………… 18
1）眼窩下神経ブロックとは／18　　2）眼窩下神経ブロックの実際／18
3）合併症／19
4. オトガイ神経ブロック ……………………………………………………… 19
1）オトガイ神経ブロックとは／19　　2）オトガイ神経ブロックの実際／20
3）合併症／20

5. 耳介側頭神経ブロック ……………………………………………………………… 20
  1) 耳介側頭神経ブロックとは／20　　2) 耳介側頭神経ブロックの実際／21
  3) 合併症／21
6. 三叉神経刺鍼 ………………………………………………………………………… 21
  1) 三叉神経刺鍼とは／21　　2) 三叉神経刺鍼の実際／22
  　文　　献 ……………………………………………………………………………… 24

2. 顔面神経 …………………………………………………………………………………… 25

| 解剖／25 | 神経ブロック／25 | 鍼療法／29 |

1. ボツリヌス毒素治療 ………………………………………………………………… 25
  1) ボツリヌス毒素治療とは／25　　2) ボツリヌス毒素治療の実際／26
  3) 副作用／28　　4) ボトックス®使用の条件／28
2. 顔面神経刺鍼 ………………………………………………………………………… 29
  1) 顔面神経刺鍼とは／29　　2) 顔面神経刺鍼の実際／29
  　文　　献 ……………………………………………………………………………… 30

3. 後頭神経 …………………………………………………………………………………… 31

| 解剖／31 | 神経ブロック／31 | 鍼療法／33 |

1. 後頭神経ブロック …………………………………………………………………… 31
  1) 後頭神経ブロックとは／31　　2) 後頭神経ブロックの実際／32
  3) 合併症／33
2. 後頭神経刺鍼 ………………………………………………………………………… 33
  1) 後頭神経刺鍼とは／33　　2) 後頭神経刺鍼の実際／34
  　文　　献 ……………………………………………………………………………… 35

4. 星状神経節 ………………………………………………………………………………… 36

| 解剖／36 | 神経ブロック／37 | 鍼療法／39 |

1. 星状神経節ブロック ………………………………………………………………… 37
  1) 星状神経節ブロックとは／37　　2) 星状神経節ブロックの実際／37
  3) 合併症／38
2. 星状神経節刺鍼 ……………………………………………………………………… 39
  1) 星状神経節刺鍼とは／39　　2) 星状神経節刺鍼の実際／39
  　文　　献 ……………………………………………………………………………… 40

5. 硬膜外腔 …………………………………………………………………………………… 41

| 解剖／41 | 神経ブロック／41 |

硬膜外ブロック ………………………………………………………………………… 41
  1) 硬膜外ブロックとは／41

            2) 硬膜外ブロックの実際／42
                A. 頸部, 胸部, 腰部硬膜外ブロック／42　　B. 仙骨ブロック／45
            3) 合併症・副作用／46
        文　献 ··· 46

6. 頸部神経根 ··· 47

> 解剖／47　　　神経ブロック／47　　　鍼療法／50

   1. **頸部神経根ブロック** ··· 47
        1) 頸部神経根ブロックとは／47　　2) 頸部神経根ブロックの実際／48
        3) 合併症／50
   2. **頸部神経根刺鍼** ··· 50
        1) 頸部神経根刺鍼とは／50　　2) 頸部神経根刺鍼の実際／50
        文　献 ··· 52

7. 腕神経叢 ··· 53

> 解剖／53　　　神経ブロック／53　　　鍼療法／58

   1. **腕神経叢ブロック** ··· 53
        1) 腕神経叢ブロックとは／53
        2) 腕神経叢ブロックの実際／54
            A. 斜角筋間アプローチ／54　　B. 鎖骨上アプローチ／55
            C. 腋窩アプローチ／56　　D. X線透視下腕神経叢ブロック（鎖骨上法）／57
   2. **腕神経叢刺鍼** ··· 58
        1) 腕神経叢刺鍼とは／58　　2) 腕神経叢刺鍼の実際／58
        文　献 ··· 59

8. 上肢の末梢神経 ··· 60

> 解剖／60　　　神経ブロック／61　　　鍼療法／65

   1. **上肢の末梢神経ブロック** ··· 61
        1) 上肢の末梢神経ブロックとは／61　　2) 上肢の末梢神経ブロックの実際／61
        3) 合併症／65
   2. **正中神経刺鍼** ··· 65
        1) 正中神経刺鍼とは／65　　2) 正中神経刺鍼の実際／65
   3. **尺骨神経刺鍼** ··· 66
        1) 尺骨神経刺鍼とは／66　　2) 尺骨神経刺鍼の実際／67
   4. **橈骨神経刺鍼** ··· 67
        1) 橈骨神経刺鍼とは／67　　2) 橈骨神経刺鍼の実際／67
        文　献 ··· 69

9. 肋間神経 ……………………………………………………………………………… 70

解剖／70　　神経ブロック／71　　鍼療法／75

1. 肋間神経ブロック …………………………………………………………… 71
　1）肋間神経ブロックとは／71　　2）肋間神経ブロックの実際／72
　3）合併症／72

2. 胸部傍脊椎ブロック ………………………………………………………… 73
　1）胸部傍脊椎ブロックとは／73　　2）胸部傍脊椎ブロックの実際／73
　3）合併症／74

3. 肋間神経刺鍼 ………………………………………………………………… 75
　1）肋間神経刺鍼とは／75　　2）肋間神経刺鍼の実際／75
　文　献 …………………………………………………………………………… 76

10. 肩甲上神経 ……………………………………………………………………… 78

解剖／78　　神経ブロック／78　　鍼療法／80

1. 肩甲上神経ブロック ………………………………………………………… 78
　1）肩甲上神経ブロックとは／78　　2）肩甲上神経ブロックの実際／79
　3）合併症／80

2. 肩甲上神経刺鍼 ……………………………………………………………… 80
　1）肩甲上神経刺鍼とは／80　　2）肩甲上神経刺鍼の実際／81
　文　献 …………………………………………………………………………… 82

11. 腰神経叢 ………………………………………………………………………… 83

解剖／83　　神経ブロック／84　　鍼療法／86

1. 腰神経叢ブロック …………………………………………………………… 84
　1）腰神経叢ブロックとは／84　　2）腰神経叢ブロックの実際／84
　3）合併症／86

2. 腰神経叢刺鍼 ………………………………………………………………… 86
　1）腰神経叢刺鍼とは／86　　2）腰神経叢刺鍼の実際／86
　文　献 …………………………………………………………………………… 88

12. 坐骨神経 ………………………………………………………………………… 89

解剖／89　　神経ブロック／89　　鍼療法／92

1. 坐骨神経ブロック …………………………………………………………… 89
　1）坐骨神経ブロックとは／89
　2）坐骨神経ブロックの実際／90
　　A. 殿下部アプローチ（Labat法）／90　　B. 膝窩部アプローチ／91

2. 坐骨神経刺鍼 ··· 92
　　　　1）坐骨神経刺鍼とは／92　　2）坐骨神経刺鍼の実際／92
　　　　文　献 ··· 94

13. 陰部神経 ·· 95

　　　解剖／95　　　神経ブロック／95　　　鍼療法／97

　　1. 陰部神経ブロック ··· 95
　　　　1）陰部神経ブロックとは／95　　2）陰部神経ブロックの実際／96
　　　　3）合併症／96
　　2. 陰部神経刺鍼 ··· 97
　　　　1）陰部神経刺鍼とは／97　　2）陰部神経刺鍼の実際／97
　　　　文　献 ··· 98

14. 椎間関節 ·· 99

　　　解剖／99　　　神経ブロック／99　　　鍼療法／106

　　1. 椎間関節ブロック ··· 99
　　　　1）椎間関節ブロックとは／99
　　　　2）椎間関節ブロックの実際／100　　3）合併症／102
　　2. 腰椎後枝内側枝ブロック，高周波熱凝固法 ·· 103
　　　　1）腰椎後枝内側枝ブロック，高周波熱凝固法とは／103
　　　　2）腰椎後枝内側枝ブロック，高周波熱凝固法の実際／103
　　　　3）合併症／106
　　3. 椎間関節刺鍼 ·· 106
　　　　1）椎間関節刺鍼とは／106　　2）椎間関節刺鍼の実際／106
　　　　文　献 ·· 107

15. 脛骨神経・総腓骨神経 ·· 108

　　　解剖／108　　　神経ブロック／109　　　鍼療法／111

　　1. 脛骨神経・総腓骨神経ブロック ··· 109
　　　　1）脛骨神経・総腓骨神経ブロックとは／109
　　　　2）脛骨神経・総腓骨神経ブロックの実際／109　　3）合併症／111
　　2. 脛骨神経刺鍼 ·· 111
　　　　1）脛骨神経刺鍼とは／111　　2）脛骨神経刺鍼の実際／112
　　3. 総腓骨神経刺鍼 ··· 113
　　　　1）総腓骨神経刺鍼とは／113　　2）総腓骨神経刺鍼の実際／113
　　　　文　献 ·· 115

索　引 ·· 117

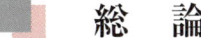

はじめに

■ 総　論

I. 神経ブロック療法

1. 神経ブロック療法とは

1）神経ブロックの定義

　神経ブロックは，「脳脊髄神経や脳脊髄神経節または交感神経節およびそれらが形成する神経叢に神経ブロック針を刺入し，直接もしくはその近傍に局所麻酔薬または神経破壊薬を注入して，神経の伝達機能を一時的，または長期的，永久的に遮断する方法」と定義される[1]．現在では，後述する高周波熱凝固法による神経破壊も含まれる．さらに硬膜外腔やくも膜下腔へ局所麻酔薬だけでなく，麻薬や他の鎮痛薬を持続的に注入する持続硬膜外ブロックや持続くも膜下オピオイド注入なども神経ブロックと考えるのが通例となっている．

　もともと神経ブロックは，局所麻酔として，手術のための麻酔という観点から用いられるようになった．その歴史は，1884～1885年にHalstedとHallがコカインを用いて神経ブロックを行ったのが起源である．その後，局所麻酔薬のプロカインやリドカインが合成され，これらを用いた神経ブロックが上下肢の手術目的でさかんに施行されるようになった[2]．痛みの治療に神経ブロックが導入されたのは，正式には1963年からで，以後，麻酔科医が中心となり，さまざまな疼痛疾患に神経ブロックが用いられるようになった．ペインクリニックやペインクリニシャンという新語が使われるようになったのも，この頃からである．

　しかし一般に考えられているように，神経ブロックは，局所の侵害受容器から末梢神経，脊髄を経由して脳に至る，いわゆる痛みの伝導路を遮断して一時的に痛みをとるという単純なものではない．強い痛み，もしくは引き続く痛みによって生じる"痛みの悪循環"を断ち切ることや，痛みにより感作された末梢神経や中枢神経系の感受性の変化（可塑性）から生じてくる神経障害性疼痛などの難治性疼痛の発現予防や治療，また痛みの原因となっている神経を同定する診断的ブロックとしても効果を発揮する[3～5]．もちろん，疼痛管理に専門的な知識と正確で安全な神経ブロックの施行できる技術と経験のある医師により行われなければ，満足な効果は得られない．より正確な神経ブロックのために，X線透視下や，CT，MRIガイド下による神経ブロックがさかんに行われているが，最近では超音波ガイド下によるブロックが汎用されるようになり，すでに多くのテキストが上梓されている[6～8]．

2）神経ブロックに用いられる薬剤

①**局所麻酔薬**：リドカイン（キシロカイン®），メピバカイン（カルボカイン®），ブピバカイン（マーカイン®），ロピバカイン（アナペイン®）が，臨床では通常最も多く使用されている（**表1**）．
②**神経破壊薬**：アルコール（エタノール），フェノール．

表1　神経ブロックに用いられる主な局所麻酔薬とその特徴

一般名	市販名®	特　徴	作用発現（分）	作用持続時間（時間）	使用濃度（％）	極量(mg)
リドカイン	キシロカイン	組織浸透性が高い	3〜10	1〜2	0.5, 1, 2	500
メピバカイン	カルボカイン	キシロカインに似る	3〜10	2〜3	0.5, 1, 2	500
ブピバカイン	マーカイン	作用時間が長い	5〜15	3〜5	0.25, 0.5	100
ロピバカイン	アナペイン	作用時間が長い	5〜15	3〜6	0.2〜1	未定

3）神経ブロック療法の適応疾患

　神経ブロック療法の適応となる疼痛疾患は数多い（**表2**）[1,5,9]．さまざまな原因による顔面痛，頭痛，頸椎・腰椎疾患による上下肢痛，腰痛，肩・頸部痛，さらに膵炎などの内臓痛や癌性疼痛などである．また顔面痙攣や顔面神経麻痺など，痛み以外の疾患にも施行されることがある．

表2　神経ブロックの適応となる疾患と痛み[9]

＜部位別の痛み＞
●頭痛
片頭痛，群発頭痛，緊張型頭痛，非定型的頭痛，大後頭三叉神経痛，後頭神経痛，脊髄麻酔後頭痛
●顔面痛
三叉神経痛（特発性，症候性），舌咽神経痛，側頭動脈炎，抜歯後顔面痛，非定型的顔面痛，特発性舌痛症，Tolosa-Hunt症候群，顎関節症，咀嚼筋症候群，翼口蓋神経痛，舌痛症，上喉頭神経痛
●頸肩腕痛
頸椎椎間板ヘルニア，頸椎症性脊髄症，頸部後縦靭帯骨化症，変形性頸椎症，頸椎椎間関節症，頸椎捻挫，肩関節周囲炎，筋・筋膜性疼痛（肩こり，首のこり），外傷性頸部症候群，頸肩腕症候群，胸郭出口症候群，腕神経叢ニューロパシー，テニス肘，手掌多汗症
●胸・腹部痛
肋間神経痛，慢性膵炎，開胸術後胸部痛，胸椎椎間板ヘルニア，会陰部痛
●腰下肢痛
腰椎椎間板ヘルニア，変形性腰椎症，腰部脊柱管狭窄症，大腰筋症候群，腰椎分離すべり症，腰椎椎間関節症，坐骨神経痛，変形性膝関節症，仙腸関節症，尾骨痛

＜疾患別の痛み＞
●癌性疼痛
●神経損傷に起因する痛み
複合性局所疼痛症候群（CRPS），幻肢痛，中枢痛（視床痛，脊髄損傷後痛），腕神経叢引き抜き損傷，開胸術後疼痛症候群，帯状疱疹痛，帯状疱疹後神経痛，絞扼性末梢神経障害
●代謝・免疫性疾患に起因する痛み
糖尿病性ニューロパシー，膠原病による末梢血流障害，痛風
●血行障害による痛み
動脈硬化性血管閉塞症（ASO），閉塞性血栓性血管炎（TAO：Buerger病）
レイノー病，凍傷
●その他
筋・筋膜性疼痛症候群

＜痛み以外の疾患＞
三叉神経麻痺，末梢性顔面神経痙攣，片側顔面痙攣，眼瞼痙攣，痙性斜頸，ほか

4）神経ブロックの合併症

（1）局所麻酔薬中毒

　局所麻酔薬にはそれぞれ極量がある．この極量は，全身の血管内（血液中）に均等に分布したときの脳内血中濃度での安全域を示している．しかし，心臓より上部の神経ブロックでは，ブロック針が動脈内に刺入されて中枢側の頸動脈や椎骨動脈に逆流すると，直接に脳に局所麻酔薬が到達し，全身痙攣，意識消失，血圧低下，呼吸停止などの重篤な症状が生じることがある．

（2）局所麻酔薬のくも膜下注入

　硬膜外ブロック，星状神経節ブロック，神経根ブロック，腰・胸部交感神経ブロック，頸部トリガーポイント注射など脊髄近辺でのブロックでは，ブロック針がくも膜下腔に到達し，局所麻酔のくも膜下注入となることがある．瞬時に呼吸停止，意識消失，血圧低下などのショック症状が生じることもある．

（3）出　血

　血管穿刺による血腫が硬膜外腔に生じると，脊髄神経麻痺が起こることがある．血液凝固系の検査は必須である．

（4）感　染

　骨に直接針が当たるブロックでは，椎体炎や骨髄炎，硬膜外ブロックでは，硬膜外膿瘍なども生じうる．

（5）気　胸

　肋間神経ブロックで最も生じやすいが，胸部のトリガーポイント注射や肩甲上神経ブロック，胸部交感神経節ブロックなどでもしばしば生じる．

（6）神経損傷

　直接ブロック針を神経に刺入するブロックでは，神経損傷やそれに続発する複合性局所性疼痛症候群（CRPS：complex regional pain syndrome）などの難治性疼痛が生じてくることもある．

2．神経ブロックの作用機序

1）神経ブロックが鎮痛効果を持つ理由

　神経ブロックには，知覚神経ブロック，交感神経ブロック，運動神経ブロックなどがある．これらの神経ブロックが痛み治療に有効な理由は以下の通りである．

（1）知覚神経ブロック：痛みの伝導路遮断による効果

　組織を傷害し，痛みという感覚もしくは痛みという意識，すなわち"痛覚"を起こす刺激のことを"侵害刺激"という．痛みを感じるのは，電気が電線を伝わって流れていくように，局所での侵害刺激（痛み刺激）をまず侵害受容線維（一次求心性神経線維）の末梢に存在する侵害受容器が感知し，この一時求心性神経線維から脊髄後角を経て，脊髄，視床，大脳皮質へと続く痛みの伝導路を伝わるからである[3]．し

たがって，この伝導路のどこかを遮断することにより鎮痛できるという発想のもとに，神経ブロックも最初は開発されてきた．いわゆる知覚神経ブロックである．しかし実際の臨床で遭遇する痛みは，それほど単純なものばかりではない．反射性交感神経性萎縮症（RSD：reflex sympathetic dystrophy）やカウザルギーとしてなじみのある複合性局所性疼痛症候群（CRPS：complex regional pain syndrome）に代表されるような難治性の神経障害性疼痛の発生には，末梢神経性，中枢神経性に多くの因子が関与しており，この伝導路遮断を目的とする本来の神経ブロックだけでは解決のつかないことが多い[4]．過去には，単純に電線を切るように知覚神経を外科的もしくは化学的に切断すれば安易に鎮痛を得られると考えられた時代もあった．しかしこういった治療により，幻肢痛や脊髄損傷後の難治性疼痛やカウザルギーなどと同様の神経切断や損傷後に生じる耐えがたい新しい痛みを惹起させることがあることがわかっている．こういったことからも，安易に神経破壊薬を使用しての知覚神経ブロックや，いわんや外科的切除は特殊な場合を除いて行うべきではない．

（2）交感神経節ブロック

交感神経緊張は末梢動脈を強力に収縮させ，逆に交感神経弛緩は末梢動脈拡張の方向に働く．このため血流改善目的の交感神経ブロックが，動脈硬化性血管閉塞症（ASO：arteriosclerotic obliterans）や閉塞性血栓性血管炎（TAO：thromboangiitis obliterans：Buerger病），自己免疫疾患に伴う末梢血流障害などに対してさかんに施行されてきた．また，上肢や顔面，頭部を支配する交感神経の最大の担い手とされる頸部の星状神経節を局所麻酔薬でブロックする星状神経節ブロックは，支配する領域の血流改善による効果だけでなく，過敏となった自律神経活動の正常化や，低下した自律神経機能の活性化などによる生体恒常性の維持などにも効果を持つといわれている．CRPSの一部は，交感神経緊張がその病態の中心をなしているため，交感神経節ブロックが著効する場合もある[1, 10, 11]．

（3）運動神経ブロック

頸部疾患による痛みの治療では，後述する"痛みの悪循環"に関与する運動神経興奮を抑制し，筋肉を弛緩させ，血流を改善する目的で運動神経ブロックが行われることがある．しかし交感神経や知覚神経との同時のブロックであることが多く，単独で運動神経ブロックのみを痛み治療目的で施行することは少ない．痙性斜頸に対するボツリヌス毒素注射は広義の運動神経ブロックといえるかもしれない．

硬膜外ブロックには，知覚神経，交感神経，運動神経いずれものブロック作用がある．

（4）痛みの悪循環と神経ブロック（図1）[5]

何らかの原因で発生した引き続く痛みや強い痛みは，痛みの伝導路を伝わり，その刺激に応じた痛みを大脳皮質に認識させるだけでなく，脊髄反射という形で，その痛みの生じた局所に運動神経興奮と交感神経興奮を惹起する（図1）．

運動神経興奮はその支配部位の筋緊張増大をきたし，局所の酸素消費量の増加やエネルギー消費をもたらす．同時に交感神経興奮は局所の血管を強力に収縮させ，甚だしい血流減少を起こさせる．このため，痛みの生じた局所は極端な酸素欠乏や必要物質の不足により異常事態となり，ここに内因性の発痛物質であるブラジキニン，ヒスタミン，プロスタグランジン，セロトニン，サブスタンスP，CGRP（calcitonin gene-related peptide）などが産生されてくる．これらの発痛物質は同局所の知覚神経末梢の侵害受容器を刺激し，新たな痛みを生じさせる．つまり，最初の痛みにプラスして"痛みから新たな痛み"が生じてくるわけである．この両者の痛みは同じ痛みの伝導路を伝わり，より強い痛みを自覚すると同時に，さらに同じ部位の脊髄反射を起こし，より強い筋緊張と交感神経緊張を生じさせる．これがさらに極端な血

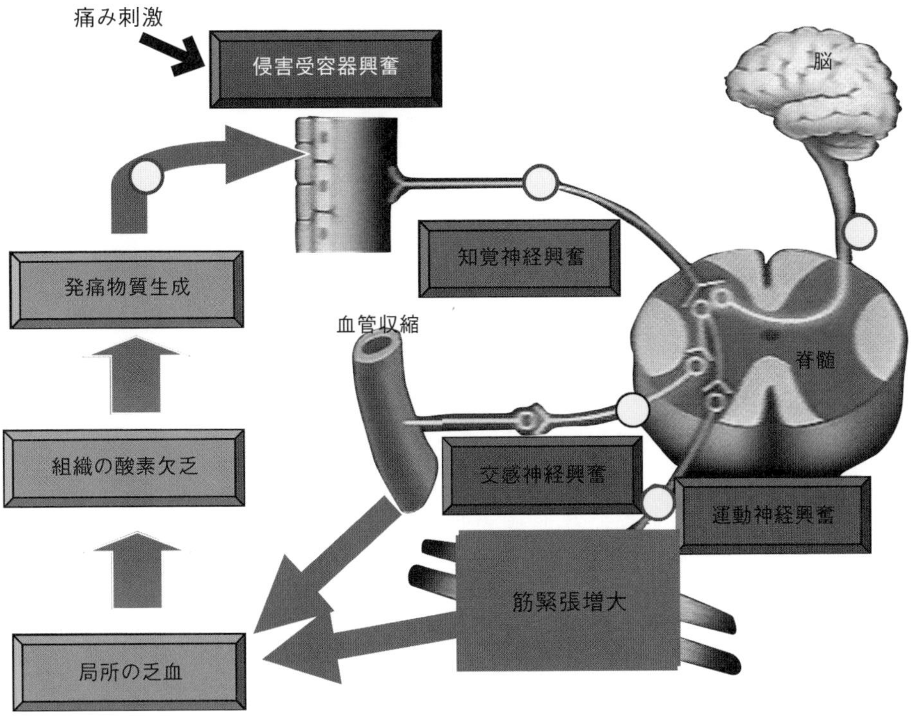

図1 痛みの悪循環

強い痛みや引き続く痛みは，脊髄反射という形で運動神経と交感神経を強く刺激し，そのため筋緊張増大による局所の酸素消費量の増加と，局所の血管収縮により組織酸素欠乏による内因性の発痛物質の産生を惹起し，原因である痛みに加え，新たな痛みを生じてくる．その痛みがまた運動神経と交感神経の緊張をもたらし，さらに発痛物質が産生され，また新しい痛みを生じるという"痛みの悪循環"を形成する．神経ブロックは図の○印の付いた部位でこの悪循環を遮断する効果を持つ．短時間作用性の局所麻酔薬により，神経ブロックでも長時間にわたり痛み軽減の効果があることや，多くの引き続く痛みに有効に作用するのは，こういった"痛みの悪循環"が原因として存在するからである．

流低下と多くの発痛物質の産生を促すことになる．このように"痛みが新たな痛みを作りだす"という"痛みの悪循環"が起こってくるのである．多くの引き続く痛みや強い痛みは，この"痛みの悪循環"を伴っていることが多い．

神経ブロックは，知覚神経ブロックにより一時的に痛みを断ち切ると同時に，筋緊張をとり，交感神経遮断作用により血管を拡張し，産生された発痛物質を局所から洗い流す役目を果たす（**図1**）．このため，1, 2時間しか効果時間のない局所麻酔薬による神経ブロックであっても，血流回復による発痛物質の洗い流しによる作用のため，劇的に効果を持つことがあるわけである．星状神経節ブロックや，腰・胸部の交感神経節ブロックのような交感神経単独の神経ブロックが時に疼痛疾患に著効するのは，交感神経興奮が強く，血流低下に伴う発痛物質産生がその痛みの大きな要因となっている場合である[5]．

2）特殊な神経ブロック

高周波を発生させる機器を使用して熱凝固を行う神経ブロック法がある．「高周波熱凝固法」と呼称され，本来は脳外科領域で，主に脳腫瘍に対して用いられる外科的治療手段であった．三叉神経ブロックや腰・胸部交感神経節ブロック，神経根ブロックなどに現在では汎用されている．

総論

II. 鍼療法

　鍼治療は，中国4,000年の歴史に培われた伝承東洋医学として日本に伝えられ，漢方薬処方と同様に疾病の状態を「証」に基づいて気・血・水（恒常性）のバランスを調節することで，未病（疾病予防）や痛みの緩和に応用されてきた．また，オーストリア・チロル地方の氷河の中から発見された約5,200年前のミイラ（通称：アイスマン）から関節炎や骨折痕さらに鍼治療の痕跡が確認されている．そうなると，鍼の起源も古代中国から古代ヨーロッパへと変容するが，東西を問わず，痛みに対して鍼を用いたのであろう，医術の起源が窺える．

　さらに近年では，鍼に関する合意形成声明書 NIH Panel Issues Consensus Statement on Acupuncture（1997）に，鍼治療が手術後および化学療法による吐き気と嘔吐および手術後の歯痛に有効とする明確な科学的根拠が示され，痛みに関連した状態，薬物中毒，脳卒中後のリハビリテーション，頭痛，月経痛，テニス肘，線維性筋痛，腰痛，手根管症候群，喘息には有効であると同時に，これらに限定されるものではないと発表している[12]．このように，古代から近代まで鍼の鎮痛効果は広く活用されてきた．

　本書で取り上げる「神経ブロック・鍼療法」は，ペインコントロールを目的に局所麻酔薬を注射によって浸潤させる神経ブロック法とは異なる手技で，鍼を神経走行の近傍に刺入する方法である．その機構・機序は，自律神経機能調整さらには下行性疼痛抑制系などの鎮痛作用による．さらに，鍼に低周波通電を加えることでゲートコントロール理論などの作用により疼痛を軽減させる鍼鎮痛法の理論と実際について紹介する．

1. 鍼療法とは

　わが国の鍼治療は中国から伝承され，江戸時代に，杉山和一によって管鍼法（1610）が開発され普及した．当時は主流であった直接皮膚に刺入する方法に変わり，管鍼法は，鍼管の圧により鍼の刺入痛を軽減する手法として，今日広く普及している（図2）．

　鍼管は硬質プラスチック（ディスポーザブル）でできており，円筒形のものが一般的で，鍼の長さより5 mm程度短い．鍼灸針（鍼）の材質は注射針と同様にステンレスで，ガス滅菌が施され，鍼管とディスポーザブル鍼とセットになっている（図3）．

　また，鍼の長さや太さは刺鍼する部位や病態，組織の深さによって使い分けるが，鍼長20～50 mm，鍼径0.16～0.20 mm程度の鍼が一般的に用いられる．さらに，鍼通電を行う場合は，鍼径が0.18 mm以上の鍼を使用して低周波通電を行う．

　実際の手技は，左手の母指と示指により鍼と鍼管を皮膚面に固定し，鍼管の上部から5 mm程度突出した鍼柄の尖端を右手示指の指腹で軽く2～3回叩打して皮膚に刺入する（図4）．刺入後は鍼管を外し，単刺，置鍼や雀啄など各種手技（表3）を行う．刺入角度は横刺0～20°，斜刺30～60°，直刺70～90°で刺鍼を行う（図5）．

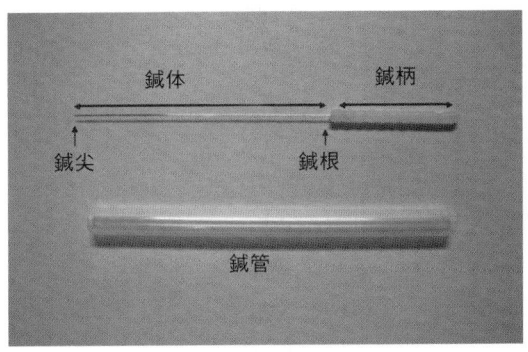

図2　鍼灸針（鍼）の名称

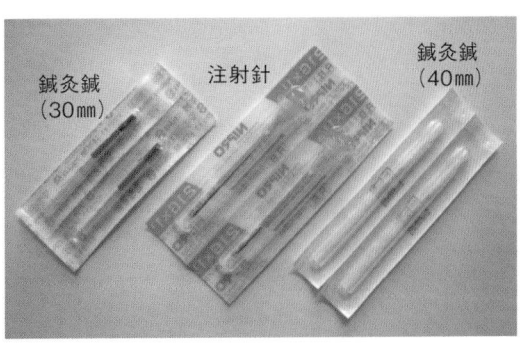

図3　ディスポーザブル鍼と注射針

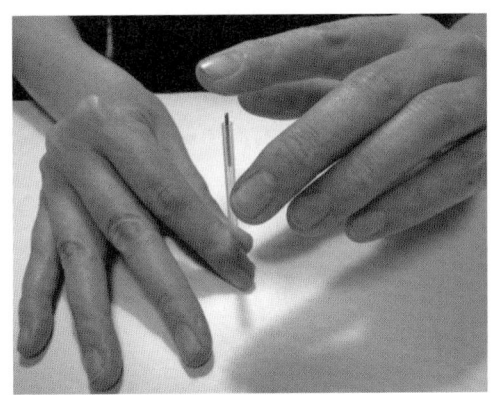

A　直刺

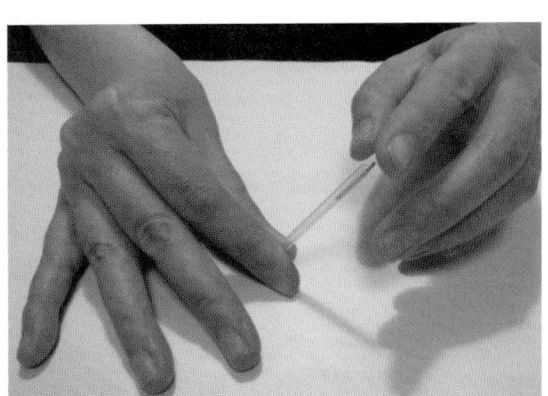

B　斜刺

図4　管鍼法による刺鍼手技
皮膚面に対する鍼管の圧により鍼の刺入痛を軽減する．

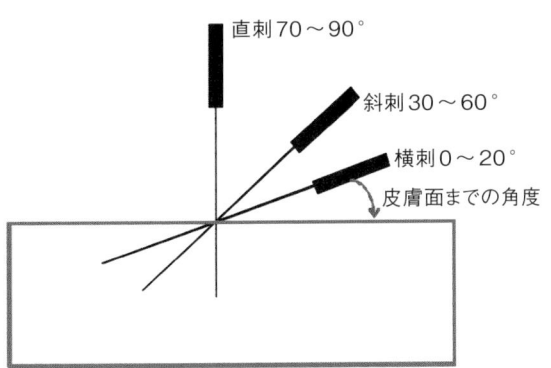

図5　刺入の角度と手技

表3　刺鍼手技

単刺（たんし）	目標とする組織まで刺鍼し，直ちに抜鍼する方法
置鍼（ちしん）	目標とする組織まで刺鍼し，一定時間とどめた後，静かに抜鍼する方法
雀啄（じゃくたく）	目標とする組織まで刺鍼し，雀が餌をついば（啄）むように上下に動かす方法
旋撚（せんねん）	目標とする組織まで刺鍼し，左右に回転させる方法
回旋（かいせん）	一方向に回しながら刺鍼し，一方向に回しながら抜去する方法

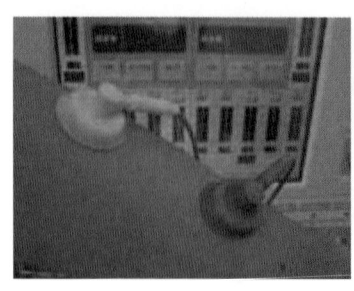 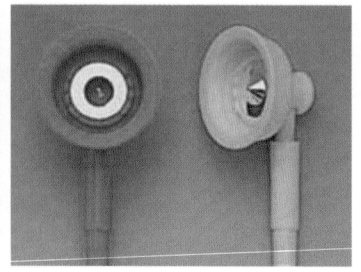 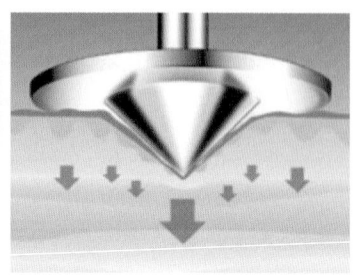

図6　経皮的電気経穴刺激, Silver Spike Point：SSP電極
吸引カフによりSSP電極は皮膚面に吸着させ通電が可能である.

　鍼の刺入部位の選択には2つの方法がある. 第一に, 人体上に361存在する経穴*とこれを結ぶ12本の経絡を流れる気・血・水の調整を目的に, 疼痛部に関連する経絡や経穴を選択する方法である. 第二は, 解剖や生理学的な判断により選択する方法である. すなわち, 本書『神経ブロック・鍼療法』は神経支配の鎮痛を目的とする刺鍼法であり, 疼痛部位の脊髄分節に存在する経穴や末梢神経の走行部近傍に直接刺鍼する方法である. また, 経皮的電気経穴刺激（Transcutaneous Electrical Acupuncture point Stimulation：TEAS）として, 直径13mmのSilver Spike Point電極により経穴刺激のできるSSP療法などを応用することも可能である（**図6**）.

---

*注：経穴とは, いわゆる「つぼ」とよばれる部位であり, 人体には361存在する（WHO経穴部位国際標準）. 経絡とは, 互いに関連する経穴を結んだ線である.

2. 鍼（鍼鎮痛）の作用機序

　米国ニクソン大統領訪中（1971）の際に報じられた鍼麻酔手術は世界的に鍼鎮痛研究を加速させた. Sven Andersson（1973）らは, 経穴：四白（三叉神経上の経穴）の鍼通電で徐々に歯痛に対する閾値を上昇させ, 上顎と下顎では効果に差がないなど, 鍼鎮痛の効果を定量的に証明した[13]. また, Bruce Pomeranz（1976）らは, 鍼鎮痛の作用効果において内因性モルヒネ様物質の関与を明らかにしている[14].

　さらに近年, 鍼鎮痛に関する研究は飛躍的に進歩を遂げて, 下行性疼痛抑制系をはじめグリア細胞由来神経栄養因子活性や神経血流の改善, さらに炎症組織では免疫関連細胞がβ-エンドルフィン（endorphin）を産生して鎮痛効果をもたらすなど, 様々な鍼鎮痛機序が解明されている[15〜17].

　これらの機序に代表される下行性疼痛抑制系の鍼鎮痛効果は, モルヒネ拮抗薬であるナロキソン（naloxone）で拮抗されることから, 鍼鎮痛には内因性モルヒネ様物質が関与することは明らかである. その鍼鎮痛を誘発する刺激条件は, 末梢経穴（合谷など）に対する雀啄（**表3**）に近い周波数である1〜3Hzの鍼通電であり, 30分程度行うと内因性モルヒネ様物質であるβ-エンドルフィンなどの発現により鎮痛効果が発現する.

　さらに脊髄分節性鎮痛系では, 末梢神経支配域に100Hz以上での鍼通電により刺激開始と同時に鎮痛が発現する. この鎮痛はナロキソン投与で拮抗されないことから, 1〜3Hz鍼通電の場合とは異なるゲートコントロール理論（gate control theory）が作用している. Melzack, Wallらが提唱したゲートコントロール理論は疑念がもたれているが, 侵害刺激によるインパルスが, これを抑制するインパルスの干渉を受けて鎮痛が発現することは, 鍼鎮痛においても確認されている. この内因性および脊髄分節性の鎮痛作用を相乗させることで鍼麻酔下に小手術が可能となる.

3. 鍼麻酔手術の実際

　鍼麻酔の利点は，①簡単な装置で行うことができる，②薬の副作用がない，③意識が鮮明で，患者との意思疎通が得られる，④麻酔後の鎮痛効果が長く続くなどである．利点を活用して中絶術や外科小手術数十例に応用したが，麻酔効果が不安定で麻酔にかからない症例や麻酔の効果発現までに時間がかかるなど，問題が発生した．この問題点は，鍼麻酔手術とβ-エンドルフィンの関係にある（**図7**）．

　その際，**図7**に示すように，鍼麻酔は鍼通電を術前より手術終了まで継続してβ-エンドルフィン濃度が30 pg/ml以上に上昇する症例（●）では，鍼麻酔単独で手術が可能である．しかし，25 pg/ml以下で推移する症例（□）では麻酔薬の追加投与を余儀なくされた．このように麻酔の効果に差が生じることが最大の欠点である．しかし，鍼麻酔手術ではなく，鍼鎮痛法として術後疼痛や慢性疼痛などに対して十分な効果が期待できる[18〜19]．

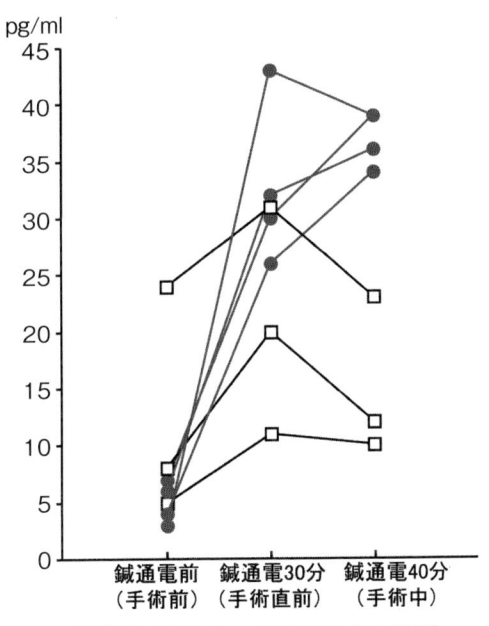

図7　鍼麻酔手術とβ-エンドルフィンの関係

　持続硬膜外麻酔法が施行されていない腹部外科手術後疼痛に対する鍼鎮痛は，合谷—曲池に1〜3Hz，さらに，腹部の創部痛が顕著な場合には創部近傍に100Hz通電（**図8**）を行うことで，術後疼痛に対する鎮痛剤の使用回数が減少し，早期離床や初発排ガス時間の短縮に有効であることが確認されている．さらに，鍼鎮痛（鍼麻酔）と同様にβ-エンドルフィンを上昇させ術後疼痛を軽減させ得ることができる．このことから鍼鎮痛は，鎮痛薬の至適投与量を超える患者などの疼痛コントロールに補完的な役割が期待される[20]．

　鍼鎮痛効果を神経ブロック・鍼療法に活用する具体的な手段を，1 三叉神経〜15 脛骨神経・総腓骨神経で紹介する．

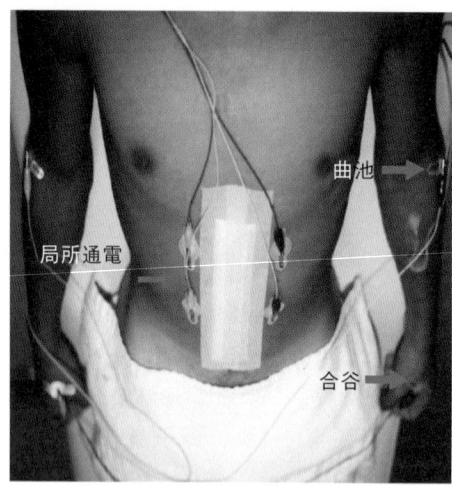

図8 腹部外科, 術後疼痛に対する鍼鎮痛法
合谷—曲池3Hz鍼通電：下行性疼痛抑制による鎮痛効果が作用する.
創部近傍100Hz鍼通電：脊髄分節性鎮痛（ゲートコントロール理論）が作用する.

【文　献】

1) 日本ペインクリニック学会, ペインクリニック治療指針検討委員会・編：ペインクリニック治療指針改定第2版. 日本ペインクリニック学会誌別冊, 日本医学広告社, 2006.
2) Rushman GB, Davies NJH, Atkinson RS：松木明知・監訳：麻酔の歴史 150年の軌跡. 第2版, 第15章 局所麻酔法, 克誠堂出版, 1999, pp155-174.
3) 細川豊史：痛みの発生と伝導機序, 後藤文夫, 小川節郎, 宮崎東洋・編：ペインマネージメント−痛みの評価と診療手順−, 南江堂, 2004, pp1-11.
4) 細川豊史：神経因性疼痛（ニューロパシックペイン）の機序. 痛みと臨床, 3（1）：2-9, 2003.
5) 細川豊史：神経ブロック療法. 菊池臣一・編：プライマリーケアのための整形外科疼痛マニュアル, 金原出版, 2007, pp163-171.
6) 大瀬戸清茂・編：透視下神経ブロック法. 医学書院, 2009.
7) 佐倉伸一, 野村岳志・編：図説 超音波ガイド下神経ブロック. 真興交易医書出版部, 2007.
8) 小松　徹, 佐藤裕, 瀬尾憲正, 廣田和美・編：超音波ガイド下区域麻酔法. 克誠堂出版, 2007.
9) 細川豊史：神経ブロックとその適応. 総合診療, 46（4）：793-794, 1997.
10) 仁井内浩, 弓削孟文：CRPS. ペインクリニック, 22：527-535, 2001.
11) 井関雅子：CRPSの治療. 小川節郎・編：整形外科的疾患に対するペインクリニック, 真興交易医書出版部, 2003, pp164-173.
12) NIH Consensus. *Acupuncture*, 3-5：15（5）：1-34, 1997.
13) Sven Andersson et al：Electro-acupuncture Effect on pain threshold measured with electrical stimulation of teeth. *Brain Research*, 63：393-396, 1973.
14) Bruce Pomeranz et al：Naloxone blockade of acupuncture analgesia：endorphin implicated. *Life Sci*, 19（11）：1757-1762, 1976.
15) Melzack R and Wall PD：Pain mechanisms：a new theory. *Science*, 150（699）：971-979, 1965.
16) Inoue M et al：The effect of electrical stimulation of the pudendal nerve on sciatic nerve blood flow in animals. *Acupunct Med*, 26（3）：145-148, 2008.
17) Sekido R, Ishimaru K, Sakita M：Differences of electroacupuncture-induced analgesic effect in normal and inflammatory conditions in rats. *Am J Chin Med*, 31（6）：955-965, 2003.

18) 添田陽子, 石丸圭荘・他：人工妊娠中絶における針麻酔と静脈麻酔の併用. 明治鍼灸医学（紀要）. 1992, 11, pp35-41.
19) 工藤大作, 石丸圭荘・他：外科小手術に対する鍼麻酔の効果. 明治鍼灸医学（紀要）, 1990, 6, pp77-82.
20) 石丸圭荘, 今井賢治・他：腹部外科術後疼痛に対する鍼鎮痛の効果－末梢血 β-endorphin, ACTHを指標として－. 日本ペインクリニック学会誌, 16（1）：10-15, 1999.

各論　神経ブロック・鍼療法の実際

1 三叉神経

解剖

●三叉神経

　三叉神経節は中頭蓋窩の内側，内頸動脈の外側，卵円孔の後内側に位置し，半月の形をした神経節を形成する．そこから眼神経（第1枝；上眼窩裂を通る），上顎神経（第2枝；正円孔を通る），下顎神経（第3枝；卵円孔を通る）に分岐し，顔面の知覚を支配する．眼神経，上顎神経は感覚神経線維からなり，下顎神経は感覚神経線維に加え運動神経線維も含む（図1）．

●眼窩上神経

　三叉神経第1枝である眼神経の末梢枝である前頭神経は，眼窩内を走行し，眼窩前方で眼窩上神経と滑車上神経に分かれる．眼窩上神経は眼窩上切痕を通過する（図2）．

●眼窩下神経

　三叉神経第2枝の上顎神経から分枝し，下眼窩裂，眼窩下管を通過し，眼窩下孔から皮下に出る．眼窩下神経は下眼瞼，前頬部，上口唇，鼻翼の知覚を支配する．眼窩下孔は正中より約2～3cm外側，下眼瞼から約2cm下方にある．通常，左右1孔ずつであるが，複数の場合もある．

●オトガイ神経

　オトガイ神経は，三叉神経の第3枝の下顎神経の末梢枝である下歯槽神経の2つの終末枝の一つとなる．下顎管を通り，オトガイ孔を出て下口唇領域に分布する．オトガイ孔はオトガイ部の正中から外側に約2.5cm，下顎骨のほぼ中央の高さに位置し，内側下方に向かっている．

●耳介側頭神経

　耳介側頭神経は三叉神経第3枝である下顎神経の枝であり，下顎神経が卵円孔を出た後に後枝として分枝する．耳介直前の頬骨弓の直上で浅側頭動脈とともに皮下に出て，耳介前半部，側頭部の一部，外耳道に分布する．

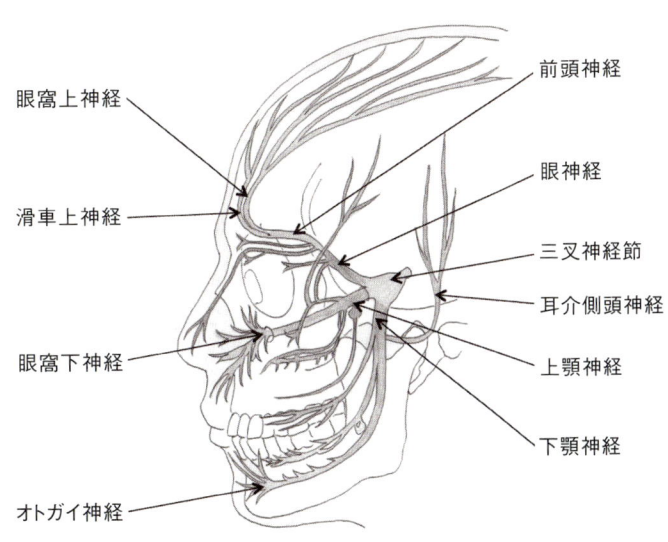

図1　三叉神経の走行（立原ら[5]より改変）

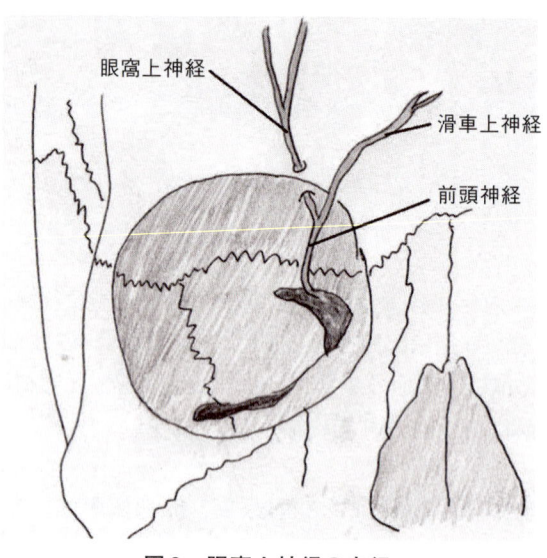

図2　眼窩上神経の走行

神経ブロック

1．三叉神経節ブロック[1〜4]

1）三叉神経節ブロックとは

　三叉神経節ブロック（Gasser 神経節ブロック）とは，高周波熱凝固装置や神経破壊薬である99.5％アルコールで三叉神経節をブロックする手技である．最近は合併症の少ない高周波熱凝固法で行うことが多い．
　高周波熱凝固法では三叉神経の枝をそれぞれ選択的にブロックすることが可能である．

適　　　応

　三叉神経痛で薬物療法に反応しない場合や薬物による副作用が強い場合に，三叉神経末梢枝ブロックで疼痛が残存した症例に対して適応がある．また，三叉神経領域の帯状疱疹・帯状疱疹後神経痛，癌性疼痛（舌癌，歯肉癌など）の治療にも用いられる．

2）三叉神経節ブロックの実際

●　必要器具・薬剤
① 22G 97mmスライター針（4mm非絶縁部）
② 1mlガラスシリンジ2本（抵抗消失確認用，局所麻酔薬注入用）
③ 2％リドカインもしくはメピバカイン
④ 高周波発生装置，電極キット
⑤ 0.5％グルコン酸クロルヘキシジン添加80％アルコール
⑥ 神経破壊薬を用いる場合：99.5％アルコールもしくは5〜10％フェノール水

手　技

　仰臥位をとらせ頭部を軽度後屈させる．刺入点は口角より外側約3cmである．針の刺入方向の誘導線として，刺入点と同側の瞳孔の中心を結ぶ線，および刺入点と耳介の上縁に向かう線を描く（図3）．

　消毒液が目に流れないように目をガーゼで覆い，皮膚を消毒，滅菌した穴あきシーツで局所を覆う．

　顔面に対して管球を尾側に30°，患側に15°傾けた状態でX線透視を行うと，下顎骨内縁と上顎洞外壁に囲まれた所で前錐体骨稜上に卵円孔を見つけることができる．

　誘導線に沿って刺入部に局所麻酔を行い，口腔内に局所麻酔薬による苦味が出現していないか確認する（苦味が出現するようであれば，口腔内を経由しているため，感染の原因となる）．

　刺入部より97mmスライター針を刺入し，卵円孔の後方の骨（画面上卵円孔の直下）に当てる．このときの深さを確認し，その後いったん針を数cm戻し，第3枝領域の痛みであればやや卵円孔中央より外側に，第2枝領域の痛みであればやや内側に向けてゆっくり針を進める．神経に当たると強い放散痛が生じる．この時点で，側面像を確認する．針の先端は第3枝であれば卵円孔付近から1cm程度以内まで，第2枝であれば斜台近傍に位置することが多い．

　0.1～0.3V，20～50Hzの電気刺激を行い，罹患部位に刺激が得られることを確認する．

　髄液の逆流がないことを確認し，2%リドカインもしくはメピバカイン0.2mlを注入する．罹患枝領域の感覚低下と鎮痛が得られたら，合併症のないことを確認し，高周波熱凝固（90℃，90～180秒間）を行う．

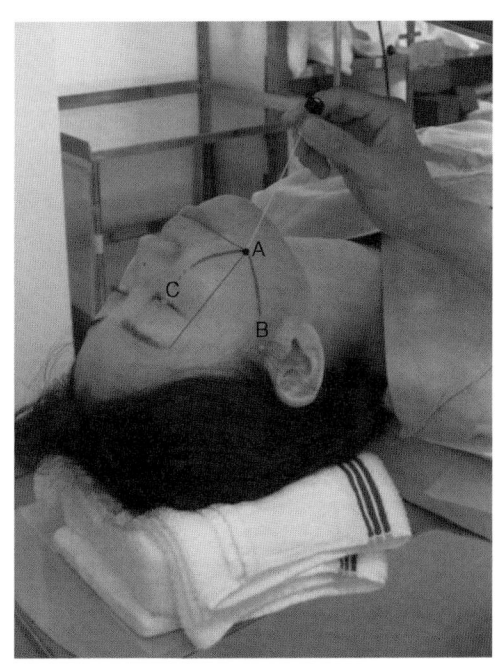

図3　誘導線と針の関係
- 点A：眼窩の最外線より降ろした垂線と口角から水平に引いた線との交点（刺入点）で，口角から約3cmとなる
- 線B：耳介の上縁に向かう線
- 線C：刺入点と瞳孔の中心を結ぶ線

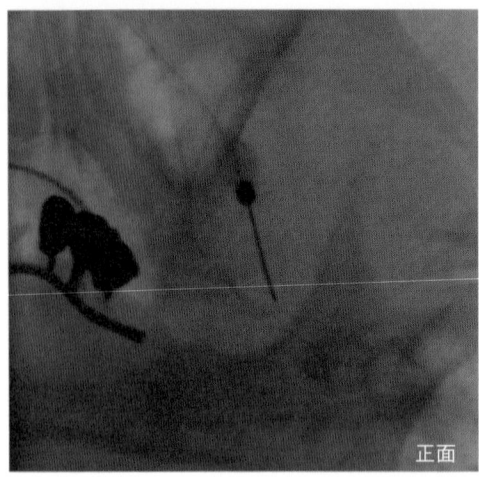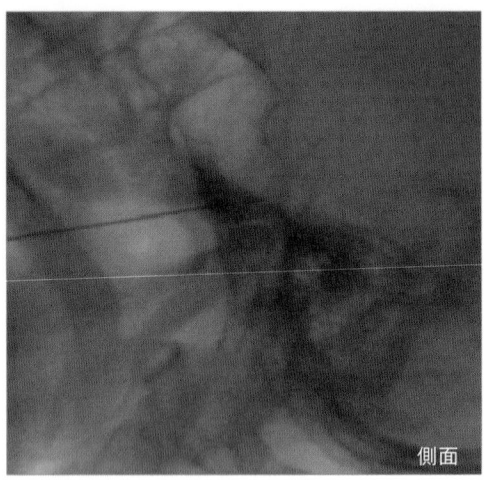

正面　側面

図4　透視下三叉神経節ブロック

神経破壊薬を使用する場合は20分後に他の脳神経の麻痺症状が見られないことを確認し，99.5％アルコール0.2ml注入を行う．神経破壊薬注入後は1～2時間程度の臥床安静とする（図4）．

3）合併症

①髄膜炎
口腔内を穿刺した状態で針を進めると，化膿性髄膜炎を起こす危険がある．予防的な抗生物質の投与，1～2日間の入院，ブロック後の経過観察が必要である．

②角膜炎，角膜潰瘍
第1枝の知覚が低下した場合に発症する可能性がある．角膜保護を指導する．

③血圧上昇
穿刺は強い疼痛を伴い，異常高血圧や不整脈が発生することがある．降圧薬で対応する．

④脳神経炎，幻肢痛（ghost pain）
高周波熱凝固法であればほとんど見られることはない．

2．眼窩上神経ブロック[5,6]

1）眼窩上神経ブロックとは

三叉神経第1枝の末梢枝である眼窩上神経をブロックする．

適　応

前頭部，上眼瞼などの眼窩上神経領域の痛みを持つ疾患に対して適応がある．三叉神経痛，帯状疱疹痛，帯状疱疹後神経痛など．

2）眼窩上神経ブロックの実際

● 必要器具・薬剤
① 27G 1.9 cm針
② 1 mlツベルクリン用注射器
③ 局所麻酔薬：2％リドカインもしくはメピバカイン
④ 0.5％グルコン酸クロルヘキシジン添加80％アルコール
⑤ 神経破壊薬を用いる場合：99.5％アルコールもしくは5〜10％フェノール水
⑥ 高周波熱凝固を施行する場合：22G 54 mmスライター針（4 mm非絶縁部），高周波発生装置，電極キット

手技

仰臥位をとらせ，顔は正面に向ける．薬液が飛散して目に入らないように，患者の目をガーゼで覆う．

術者は患者の頭側に立ち，眉毛の上縁で正中から2.5 cm耳側の位置で示指にて眼窩上切痕を確認し，母指と示指によって穿刺部位をつまむようにして，皮膚面に対して直角に針を刺入する．針が眼窩上切痕直上の骨と接触した時点で血液の逆流のないことを確認し，薬液0.5〜1 mlを注入する．放散痛を確認する必要はない．抜針後は中指の腹側で眼窩切痕を頭側に向かって5分圧迫する．

神経破壊薬を使用する際は，局所麻酔薬0.5 mlを注入し20分後に感覚麻痺が得られたら，外眼筋麻痺のないことを確認して同量の神経破壊薬をゆっくり注入する．その後5分間示指で眼

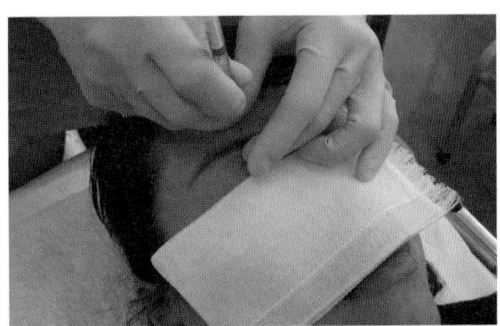

図5 眼窩上神経ブロック

窩上縁の圧迫を行う．

高周波熱凝固法の場合は，針を刺入して0.1〜0.2 V，50 Hzの電気刺激を行い，罹患部位と放散痛が一致することを確認する．2％リドカイン0.5 mlを注入後に高周波熱凝固（90℃，90〜180秒間，あるいはパルス180秒）を行う（図5）．

3）合併症

①眼瞼の腫脹，血腫

アルコール注入により局所の腫脹をきたす場合があるが，数日間で消失する．

②視力障害・外眼筋麻痺

眼窩内に針を進めると，出血やアルコールの影響で視力障害や外眼筋麻痺を起こす可能性がある．

3. 眼窩下神経ブロック[6,7]

1）眼窩下神経ブロックとは

眼窩下孔から出る眼窩下神経をブロックする方法である．

適　　応

下眼瞼，前頬部，上口唇，鼻翼などの眼窩下神経領域の痛みを持つ疾患に対して適応がある．三叉神経痛，帯状疱疹痛，帯状疱疹後神経痛など．

2）眼窩下神経ブロックの実際

● 必要器具・薬剤
① 22G 5 cmブロック針
② 1 mlツベルクリン用注射器
③ 局所麻酔薬：2％リドカインもしくはメピバカイン
④ 0.5％グルコン酸クロルヘキシジン添加80％アルコール
⑤ 神経破壊薬を用いる場合：99.5％アルコールもしくは5〜10％フェノール水
⑥ 高周波熱凝固を施行する場合：22G 54 mmスライター針（4 mm非絶縁部），高周波発生装置，電極キット

手　　技

仰臥位をとらせ，顔は正面に向ける．術者は患者の利き手側に立つ．

示指で眼窩下縁と，そこから下方に移動させて眼窩下孔を確認する．刺入点は鼻翼の最外側から耳側に5 mmの位置とし，局所麻酔を行う．次にブロック針あるいはスライター針を刺入し，眼窩下孔より下方で一度骨に当てる．その後，針を滑らせて眼窩下孔入り口から眼窩下管内に2〜3 mm進めた所で局所麻酔薬を注入する．神経破壊薬を使用する際は，局所麻酔薬0.5 mlを注入し，15〜20分後に感覚麻痺が得られたら，複視などの症状がないことを確認し，0.5 mlかそれ以下の量の神経破壊薬を注入する（図6）．

高周波熱凝固法の場合は，眼窩上神経ブロックと同様に施行する（図7）．

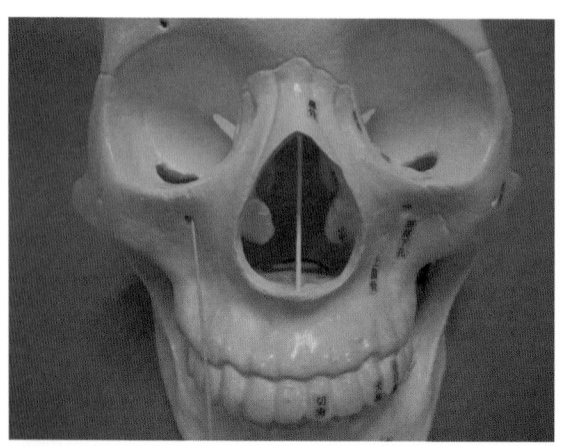

図6　眼窩下神経ブロック：模型図

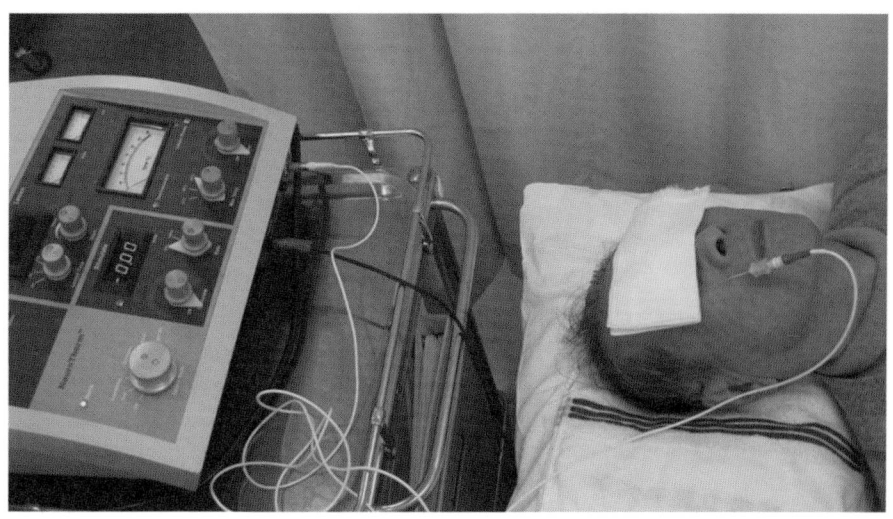
図7　眼窩下神経ブロック：高周波熱凝固

3）合併症

①**顔面浮腫，腫脹**
　頻回の刺入操作による．数日間で自然消失する．

②**皮下出血，皮下血腫**
　血管穿刺による．同部をしっかり圧迫することで予防できる．

③**視力障害，複視**
　薬液が眼窩下管を通り眼窩内へ入ったり，眼窩内で血管穿刺して出血すると出現する．

4．オトガイ神経ブロック[6,8]

1）オトガイ神経ブロックとは

　オトガイ神経が支配するオトガイ領域の口角部から正中までや，下口唇の痛みに対して行うブロックである．

適　応

　オトガイ神経が支配するオトガイ領域の口角部から正中までの痛みや，下口唇・オトガイ部の歯肉表層の痛みに対して行う．三叉神経痛，癌性疼痛，帯状疱疹，帯状疱疹後神経痛がある．

2) オトガイ神経ブロックの実際

必要器具・薬剤
① 23G 3cmブロック針
② 1mlツベルクリン用注射器
③ 局所麻酔薬：2％リドカインもしくはメピバカイン
④ 0.5％グルコン酸クロルヘキシジン添加80％アルコール
⑤ 神経破壊薬を用いる場合：99.5％アルコールもしくは5〜10％フェノール水
⑥ 高周波熱凝固を施行する場合：22G 54mmスライター針（4mm非絶縁部），高周波発生装置，電極キット

手技

仰臥位をとらせ，術者は患側が右側であれば患者の頭側，左側であれば左側に立つ．刺入点はオトガイ孔から耳側へ0.5cm，上方へ0.5cmとする．左手でオトガイ孔を触れ，局所麻酔を行う．次に23G 3cmブロック針で刺入角度を下顎骨表面に対して40〜60°として針を進める．下顎骨に当たり，さらに針先をオトガイ孔に進めると下口唇への放散痛や感覚異常が得られる．血液の逆流がないことを確認して，2％リドカインもしくはメピバカインを0.5ml注入する．

神経破壊薬を使用する場合は，15分後にオトガイ神経領域の触知覚の低下や鎮痛効果があること，副作用がないことを確認し，1mlツベルクリン用注射器に入れた神経破壊薬を0.5ml以下の量で注入する．高周波熱凝固法の場合は，眼窩上神経ブロックと同様に施行する．抜針後はガーゼを当てて，刺入部位を3〜5分圧迫し，30分間安静を保つ．

3) 合併症

①出血・血腫
オトガイ動脈を損傷すると起こる．

②下口唇の浮腫

5. 耳介側頭神経ブロック[8,9]

1) 耳介側頭神経ブロックとは

こめかみや側頭部の痛みに対して行う神経ブロックである．

適応

耳介側頭部に痛みがある片頭痛，群発頭痛，緊張型頭痛や外傷後痛，癌性疼痛，帯状疱疹，帯状疱疹後神経痛，側頭動脈炎などに対して適応がある．

2）耳介側頭神経ブロックの実際

ここでは非透視下側方接近法を述べる．そのほかに，透視下口腔外前方接近法，側方接近法もある．

> ● 必要器具・薬剤
> ① 25G 2.5 cm針
> ② 2mlもしくは5mlシリンジ
> ③ 局所麻酔薬：1〜2％リドカインまたはメピバカイン
> ④ 0.5％グルコン酸クロルヘキシジン添加80％アルコール

手　　技

仰臥位をとらせ，顔をやや健側に向かせる．耳介直前の頬骨弓起始部を走る浅側頭動脈の走行を確認する．浅側頭動脈の拍動を左示指で感じつつ，そのすぐ後ろの部位に針を皮膚に直角に刺入し，血液の逆流がないことを確認して皮下に1〜3mlの局所麻酔薬を注入する．

3）合併症

○局所麻酔薬の血管内投与
　吸引試験を十分に行うことにより，予防できる．

鍼療法

6．三叉神経刺鍼

1）三叉神経刺鍼とは

三叉神経は第5脳神経より三叉神経節（Gasser神経節）を形成し，さらに眼神経（第1枝），上顎神経（第2枝），下顎神経（第3枝）の3枝に分岐する．この三叉神経への近傍刺鍼は，三叉神経節の分枝として，眼窩上切痕，眼窩下孔，オトガイ孔より体表を走行する末梢枝に対して行う．また，眼窩上切痕，眼窩下孔，オトガイ孔は垂直線上にあり，正中線より2.5〜3 cm外側に位置するため，刺鍼点の目標となる（図8）．この神経走行の近傍に刺鍼する．

適　　応

三叉神経痛，顔面痛，帯状疱疹後神経痛，さらに，上顎神経（第2枝）では上歯槽神経を介する上歯痛や抜歯後疼痛，下顎神経（第3枝）では下歯槽神経を介する下歯痛や抜歯後疼痛．

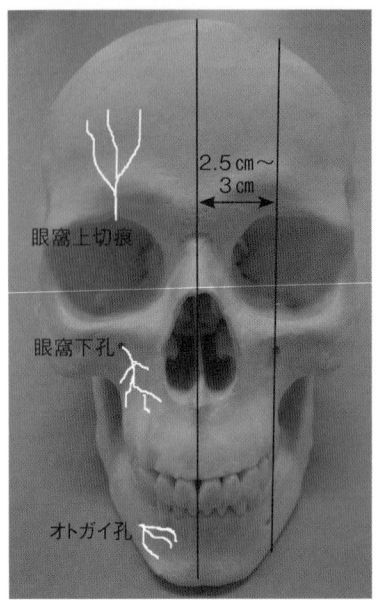

図8 三叉神経の走行と神経孔の位置

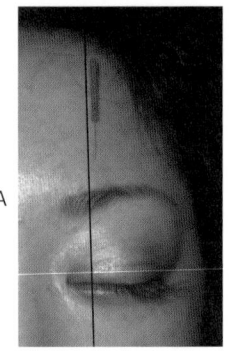

A

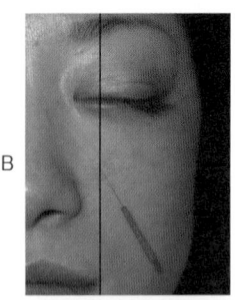

B

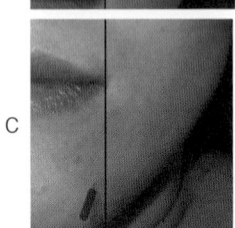

C

図9 三叉神経刺鍼

2) 三叉神経刺鍼の実際

(1) 眼神経 (第1枝) 眼窩上神経

　上眼窩裂を通り前頭神経として眼窩内を走行し，眼窩上神経と滑車上神経に分岐した後に，眼窩上神経は眼窩上切痕から眼窩を出て前頭部を上行し，鼻根，前頭から頭頂の皮膚知覚を支配する．刺鍼点は眼窩上部より眼窩上切痕に向け，横刺で2cm程度刺入する．あるいは眼窩上神経の走行上に位置する経穴：陽白（眉毛中央上約2cm）より眼窩上切痕に向け刺入する（図9-A）．

(2) 上顎神経 (第2枝) 眼窩下神経

　正円孔を通って頭蓋腔を去り，翼口蓋窩に入る．上顎神経の本幹は眼窩下壁から眼窩下管内に入り，上歯槽神経を分枝して眼窩下神経として眼窩下孔を出て，鼻翼，頬，上口唇の皮膚知覚を支配する．刺鍼点は経穴：四白（眼窩下孔）が相当しており，眼窩下孔に向かい横刺で2cm程度刺入する（図9-B）．

(3) 下顎神経 (第3枝) オトガイ神経

　卵円孔より頭蓋腔を出ると下歯槽神経を分枝する．この神経は下顎孔から下顎管内に入り，下顎歯に枝を出した後にオトガイ孔から出て，オトガイ神経として下口唇の皮膚知覚を支配する（図9-C）．また，下顎神経は咬筋，側頭筋などの咀嚼運動に関わる運動神経を含んでいる．刺鍼点は経穴：夾承漿（オトガイ孔）に向かい横刺で2cm程度刺入する．

低周波鍼通電の場合は，三叉神経知覚領域へのゲートコントロール作用を目的に第3枝領域では経穴：下関(げかん)（頬骨弓中央）と大迎(だいげい)（下顎角の前方約2.5cm）の鍼通電（**図10**），第1・2枝領域は神経孔の刺鍼点とその周囲の圧痛点に刺鍼して鍼通電を行う．さらに合谷(ごうこく)（第1・2中手骨間）- 曲池(きょくち)（上腕骨外側上顆前端）に低周波鍼通電（総論**図8**）を加えると内因性鎮痛作用の相乗効果が期待できる．

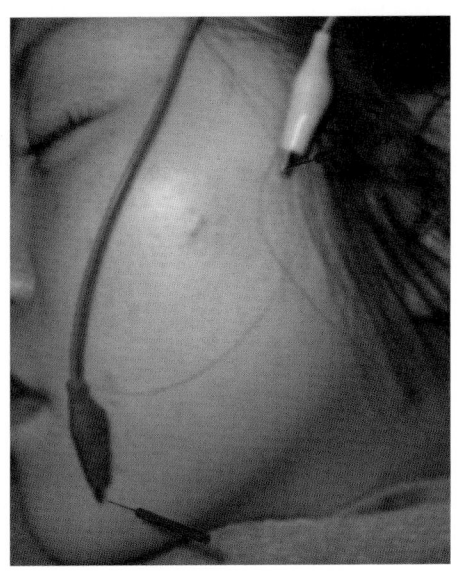

図10　下顎神経（第3枝）鍼通電

● **使用鍼**

40mm・16〜20号鍼（鍼長40mm・鍼径0.16〜0.20mm）．鍼通電を行う場合は，18号鍼以上を使用して周波数（1〜5Hz）で10分程度通電する．

手　　　技

　顔面部は皮下出血の可能性が高いため，刺鍼後の内出血を予防する目的で，抜鍼後は後揉法でなくアルコール綿花にて圧迫消毒止血を1分程度行う（**図11**）．

　三叉神経領域の異常知覚（アロディニア）を伴う場合は，顔面部の触診が行えないケースもある．この場合には三叉神経の刺鍼は避け，星状神経節や上肢の経穴：合谷，手三里，曲池などに刺鍼する．

効　果　判　定

　三叉神経領域の圧痛点，経穴部の圧痛，トリガーゾーンの消退．

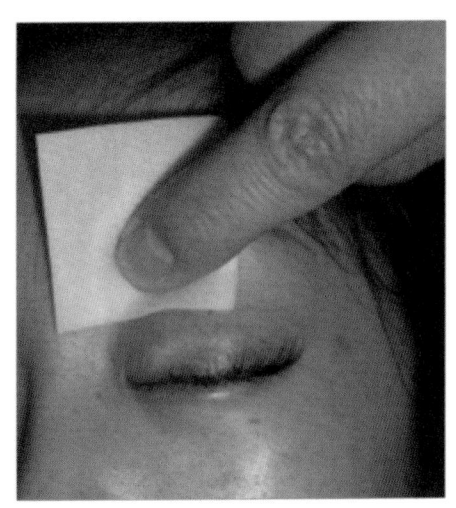

図11　抜鍼後消毒綿花で圧迫止血

【文　献】

1) 安部洋一郎, 大瀬戸清茂：Gasser神経節ブロック. 大瀬戸清茂・編：透視下神経ブロック法, 医学書院, 2009, pp19-23.
2) 宮崎東洋：三叉神経節ブロック. 高崎眞弓・編：麻酔科診療プラクティス12 ペインクリニックに必要な局所解剖. 文光堂, 2003, pp22-28.
3) 長沼芳和：三叉神経領域高周波熱凝固法. 若杉文吉・監：ペインクリニック─神経ブロック法, 第2版, 医学書院, 2000, pp247-251.
4) 大瀬戸清茂, 塩谷正弘：三叉神経痛ブロック. 塩谷正弘：図説ペインクリニック, 真興交易医書出版部, 2002, pp75-84.
5) 立原弘章, 伊藤樹史：前頭神経ブロック. 高崎眞弓・編：麻酔科診療プラクティス12 ペインクリニックに必要な局所解剖, 文光堂, 2003, pp29-31.
6) 北島敏光, 奥田泰久：前頭神経ブロック. 眼窩下神経ブロック. おとがい神経ブロック. 宮崎東洋：神経ブロック 関連疾患の整理と手技, 真興交易医書出版部, 2000, pp241-247.
7) 増田　豊：眼窩下神経ブロック. 高崎眞弓・編：麻酔科診療プラクティス12 ペインクリニックに必要な局所解剖, 文光堂, 2003, pp37-39.
8) 福内明子：下顎神経ブロック. 耳介側頭神経ブロック. 頤神経ブロック. 高崎眞弓・編：麻酔科診療プラクティス12 ペインクリニックに必要な局所解剖, 文光堂, 2003, pp45-49.
9) 長沼芳和, 湯田康正：三叉神経ブロック. 若杉文吉・監：ペインクリニック─神経ブロック法, 第2版, 医学書院, 2000, pp148-154.
10) 森本昌宏, 石丸圭荘：ペインクリニックと東洋医学. 顔面痛, 真興交易医書出版部, 2004, pp351-354.

2　顔面神経

解　剖

　顔面神経は，顔面に分布し表情筋の運動が主である（**図5**, p29）．知覚線維は膝神経節の中にあり，ここから中枢側では中間神経と運動線維とに明確に区分できる．

神経ブロック

1．ボツリヌス毒素治療

1）ボツリヌス毒素治療とは

　ボツリヌス毒素治療とは，異常な筋収縮や不随意運動を起こしている部位にこの毒素を注射して，その運動を抑制させるものである．

ボツリヌス毒素の構造・作用機序[1〜7]

　ボツリヌス毒素は食中毒を起こす細菌として知られるボツリヌス菌 *Clostridium botulinum* より抽出された毒素で，抗原性により異なる7種類がある．A型が最も安定し，毒性が高いといわれている．このボツリヌス毒素は分子量100kDaの重鎖と50kDaの軽鎖が結合したタンパクである[2]．また，製剤は1バイアル当たり100単位または50単位のA型ボツリヌス毒素を含有している．毒素の1単位はマウス腹腔内投与LD50値とされており，1人分の致死量は約数万から10万単位と推定されるので，安全域の広い薬剤といえる[3]．
　筋肉内投与されたボツリヌス毒素は，重鎖で神経終末膜上の受容体に結合し，細胞膜の陥入により細胞内に取り込まれる．軽鎖がエンドソームから細胞質内に放出され，アセチルコリン放出に関与するタンパクSNAP-25（synapse-associated protein of molecular weight 25000）を切断して，神経筋接合部でのアセチルコリン放出を阻害し，これにより骨格筋の麻痺が生じる．毒素が作用し神経筋接合部が機能を失うと，数カ月後には神経発芽による側副枝が新たな神経筋接合部を形成し機能を代行する．さらに時間が経過して，毒素の作用を受けた接合部の機能が回復すると側副枝は退縮する．

適応・禁忌

　わが国では眼瞼痙攣・片側顔面痙攣・痙性斜頸・2歳以上の小児脳性麻痺患者における下肢痙縮に伴う尖足にのみ保険適応があるが，海外では痙縮，種々の消化管疾患，泌尿器疾患（過活動膀胱，前立腺肥大症），多汗症，美容整形，痛みに対する治療等の疾患にも臨床応用されている．
　禁忌として，全身性の神経筋接合部の障害を持つ患者および疾患，高度の呼吸機能障害のある患者，妊婦，授乳婦，本剤の成分に対し過敏症の既往歴のある患者が挙げられる．

2) ボツリヌス毒素治療の実際

● 必要器具・薬剤
① ボトックス®注,生理食塩水
② 10ml, 5ml, 1ml シリンジ
③ 27G 1.9cm針
④ 0.5%グルコン酸クロルヘキシジン添加80%アルコール

手技

ボトックス®を生理食塩水で希釈し,1mlのシリンジに分配し0.1mlずつ投与する.ボトックス®注50での調製方法は,生理食塩水1mlで希釈した場合は5単位/0.1ml,2mlで2.5単位/0.1ml,4mlで1.25単位/0.1mlとなる.

同様に,ボトックス®注100での調製方法は,生理食塩水1mlで希釈した場合は10単位/0.1ml,2mlで5単位/0.1ml,4mlで2.5単位/0.1ml,8mlで1.25単位/0.1mlとなる.

ボツリヌス毒素はアルコールで失活するので,消毒用アルコールは十分乾燥してから注射を行わなければならない.また,出血時の圧迫もアルコール綿は避ける[8].注射部位を揉むと,薬液が拡散するため効果が減弱したり,不用な筋肉まで麻痺するおそれがある.

(1) 眼瞼痙攣(図1)

初回時に痙攣の程度に応じて1.25~2.5単位を,1眼当たり眼瞼部眼輪筋5部位と眼窩部眼輪筋1部位の合計6部位の筋肉内に注射する.通常3~4カ月持続し,2カ月以内の再投与は避ける.再投与は初回投与量の2倍までの用量を用いることができる.しかし,薬理作用である筋麻痺作用が強く発現した結果と見られる閉瞼不全,眼瞼下垂などが現れた場合には,再投与時の用量を適宜減量する.また,1カ月間に累積で45単位を超える投与は避ける.上眼瞼中央部には眼瞼挙筋があり,ボツリヌス毒素を注射すると眼瞼下垂をきたすので,この部位には注射をしない[2].下眼瞼内側角部への注射は鼻涙管麻痺をきたすおそれがある[5].

(2) 片側顔面痙攣(図2)

初回時に合計10単位を痙攣筋(眼輪筋,皺眉筋,前頭筋,口輪筋,大頬骨筋,小頬骨筋,笑筋,広頸筋,オトガイ筋など)に投与する.痙攣筋が複数の場合は分割して投与する.4週間観察し効果不十分な場合は,追加で合計20単位を上限と

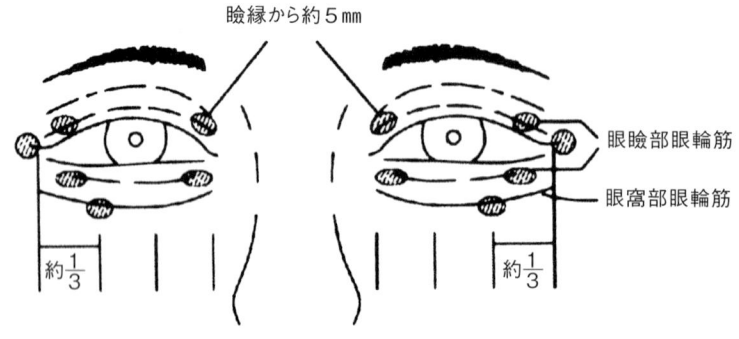

図1　注射部位
(グラクソ・スミスクライン株式会社　添付文書より引用)

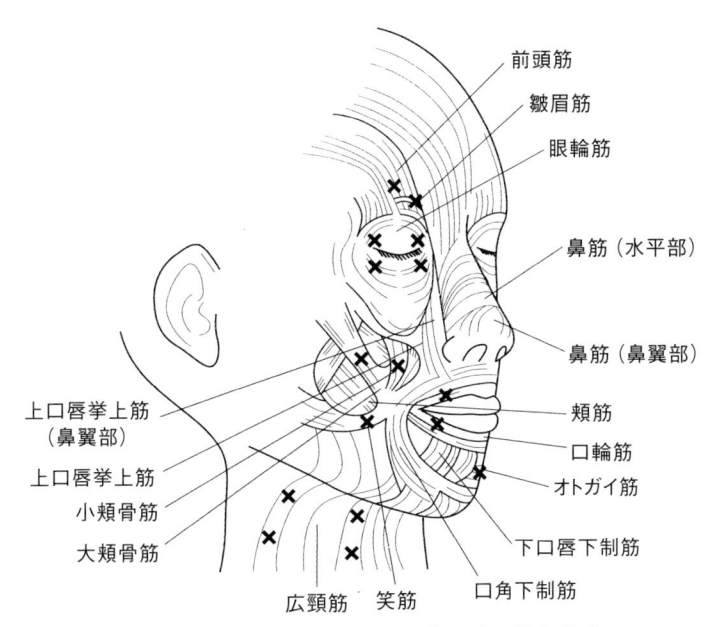

図2 片側顔面痙攣に対する典型的な投与部位
（グラクソ・スミスクライン株式会社　添付文書より引用）

して投与できる．再発した場合は，合計30単位を上限として再投与することができる．ただし，2カ月以内の再投与は避ける．頬の痙攣に対しては頬骨筋や口輪筋を強力に治療すると上口唇が弛緩するので，最初の治療は笑筋に1カ所だけ注射するのが望ましい[2]．また，過去に顔面神経ブロックを受けていた場合，ボツリヌス毒素の通常量使用で強い麻痺が現れたり，効果が長期持続したりすることがある[2]．

（3）痙性斜頸（図3）

初回時に合計30～60単位を緊張筋（胸鎖乳

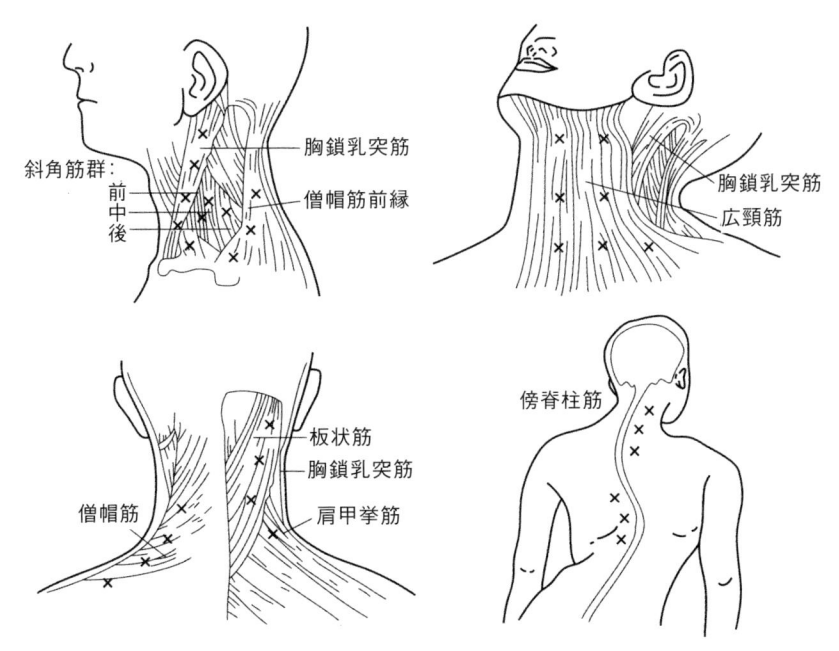

図3　痙性斜頸に対する典型的な投与部位
（グラクソ・スミスクライン株式会社　添付文書より引用）

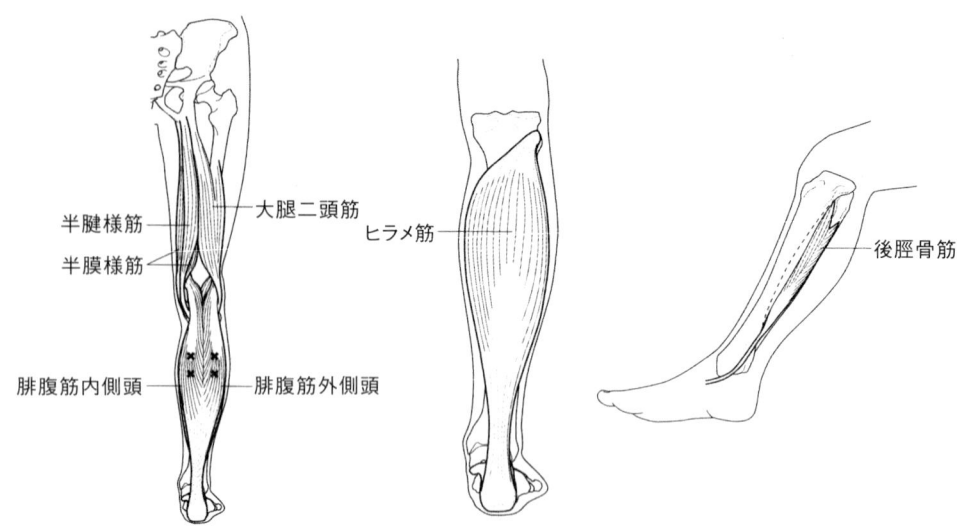

図4 下肢痙縮に伴う尖足に対する典型的な投与部位
（グラクソ・スミスクライン株式会社 添付文書より引用）

突筋，僧帽筋，板状筋，斜角筋，僧帽筋前縁，肩甲挙筋，傍脊柱筋，広頸筋など）に投与する．緊張筋が複数の場合は分割して投与する．4週間観察し効果不十分な場合はさらに追加で合計180単位を上限として投与できる．症状再発の場合は，合計で240単位を上限として再投与することができる．ただし，2カ月以内の再投与は避ける．

（4）2歳以上の小児脳性麻痺患者における下肢痙縮に伴う尖足（図4）

4単位/kgを，罹患している腓腹筋の内側頭・外側頭の各々2カ所に筋肉内投与する．両側に投与する場合は，4単位/kgを両肢に分割して投与する．初回投与以後，効果不十分な場合にはヒラメ筋，後脛骨筋などへ投与することができる．なお症状に応じて適宜増減することができる．ただし，1回の総投与量は200単位を超えないこととし，再投与は前回の効果が消失した場合に可能であるが，3カ月以内の再投与は避ける．

3）副作用[1,7]

適応・投与量を誤らない限り重大な有害事象をきたした報告は非常にまれで，随伴症状が現れた場合も時間経過とともに消失する．

主なものでは，眼瞼下垂，兎眼・閉鎖不全，流涙，局所性筋力低下，顔面麻痺，嚥下障害，下肢の脱力等である．

4）ボトックス®使用の条件

日本では1996年に承認された．使用前には製薬会社主催の講習・実技セミナーを受ける必要がある．薬剤使用については，患者の同意が必要で，患者氏名などを登録の上，バイアルを発注しなければならない．

使用後は，残液を0.5％次亜塩素酸ナトリウム溶液を加えて失活させ，器具も同様に失活させる．

鍼療法

2．顔面神経刺鍼

1）顔面神経刺鍼とは

　顔面神経は，運動根と中間神経の2束として橋の後外側下端から第7脳神経を離れる．そして内耳神経とともに小脳橋角部より内耳道に入り，茎乳突孔（乳様突起の前内方）から頭蓋に出る．その部位が刺鍼点となる（図5）．また，この神経は後頭筋，側頭筋，顎二腹筋，茎突舌骨筋に枝を配しており，顔面すべての表情筋に分布することから，顔面筋の萎縮を防ぎ神経機能の回復を目的に，顔面神経の近傍に刺鍼する．

適応

末梢性顔面神経麻痺（Bell麻痺），顔面痙攣．

2）顔面神経刺鍼の実際

　側臥位をとらせ乳様突起と下顎の中央に刺鍼点を確認する（図5）．また，この部位は経穴：翳風（えいふう）が相当する．

　刺鍼の方向は，頭頂部に向かい約30°の斜刺にて約2.5cm程度刺入する（図6）．さらに，末梢部の経穴：合谷（ごうこく）（第1・2中手骨間）−曲池（きょくち）（上腕骨外側上顆前端）に低周波鍼通電（総論図8）を加えることで，神経機能の回復効果が期待できる．

> ● 使用鍼
> 40mm・16～20号鍼（鍼長40mm・鍼径0.16～0.20mm）．鍼通電を行う場合は，18号鍼以上を使用して周波数（1～5Hz）で10分程度通電する．

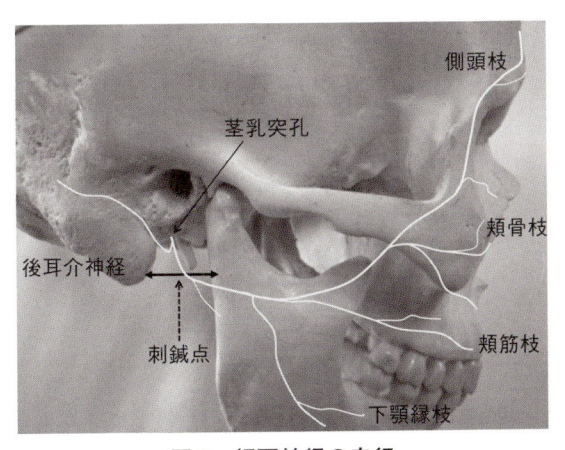

図5　顔面神経の走行

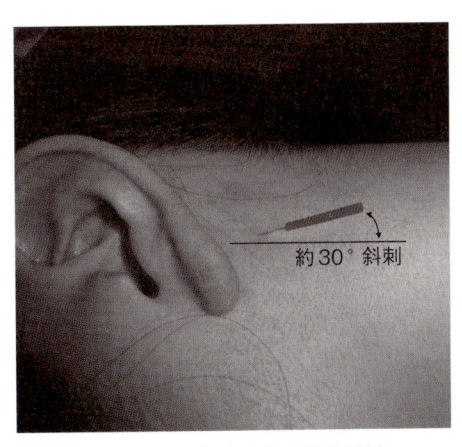

図6　茎乳突孔近傍：翳風刺鍼

手　　技

　眼輪筋の麻痺が軽度で，前額部のしわ寄せが可能な場合には中枢性麻痺が疑われるため，鍼療法は不適応である．また，神経線維を損傷させるような鍼の雀啄，旋撚，回旋（総論表３）の手技は避ける．

効　果　判　定

　鍼治療は反復して，麻痺の場合は麻痺スコアやデジタルカメラなどで麻痺の経過を観察する．数回の治療で変化のない場合は専門医と連携する必要がある．

> ＜東洋医学的治療ポイント＞
> 　東洋医学では，ストレスなどが誘因となり，顔面部を巡る気血の流れが低下して麻痺を生じるとされる．この場合の病証は気滞血瘀証が考えられ，活血理気（気血の流れを改善する）を目的に，血海（膝蓋骨内上角の上約3.5cm），太衝（第1・2中足骨間）に刺鍼を追加する．

【文　　献】

1）長沼芳和：ボツリヌス毒素注入法．若杉文吉・監：ペインクリニック―神経ブロック法，第2版，医学書院，2000，pp48-49．
2）大瀬戸清茂：ボツリヌス毒素療法．からだの科学，7：16-20，2006．
3）梶　龍兒：教育講演 ボツリヌス毒素治療の今後の展望（第103回日本内科学会講演会（2006年））．日本内科学会雑誌，95：1895-1899，2006．
4）梶　龍兒：ボツリヌス毒素による痙縮の治療と分子標的治療．臨床神経学：CLINICAL NEUROLOGY，47：954-956，2007．
5）目崎高広：ボツリヌス療法の最近のトピックス（特集 眼瞼痙攣と顔面痙攣）．眼科，50：923-933，2008．
6）向井洋平，梶　龍兒：痙縮のブロック療法（3）ボツリヌス毒素．総合リハビリテーション，37：1035-1040，2009．
7）グラクソ・スミスクライン株式会社：ボトックス注製品情報概要．2009．
8）石川　弘：眼瞼痙攣の薬物療法（特集 眼瞼痙攣と顔面痙攣）．眼科，50：903-908，2008．

3 後頭神経

解　剖

●大後頭神経（図1）

　大後頭神経は第2頸神経（C2）の後枝由来で，主として知覚神経であるが，一部運動神経が含まれる．C2後枝は環椎と軸椎の間から出て，内側枝と外側枝に分かれる．この内側枝が大後頭神経であり，頸部深層の筋に運動枝を分枝した後，頭半棘筋および僧帽筋の腱を貫いて上項線の付近で頭皮下に出る．上項線上では，大後頭神経が後頭動脈の内側に位置しているが，頭頂に向かう途中，互いに交差して上行する．

●小後頭神経（図1）

　小後頭神経は第2，3頸神経（C2,3）の前枝由来で，知覚神経である．胸鎖乳突筋の後縁にそって上行し，後頭に達すると大後頭神経と大耳介神経の間で皮下に現れ，主に後頭外側に枝を伸ばす．

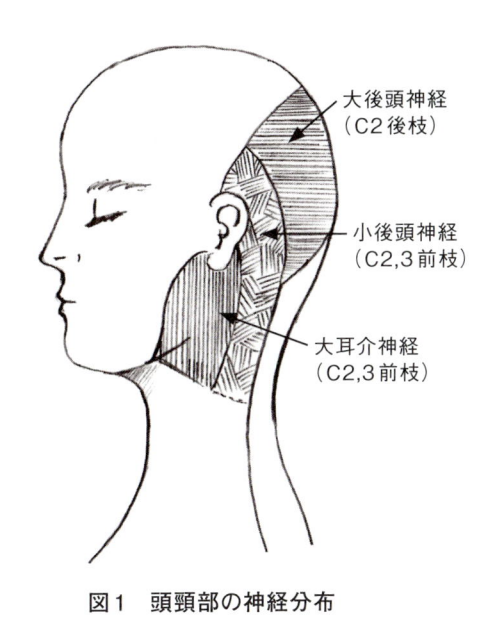

図1　頭頸部の神経分布

神経ブロック

1．後頭神経ブロック

1）後頭神経ブロックとは

　後頭部の痛みの治療に用いられる．後頭部の知覚は正中部から側方に向かって大後頭神経，小後頭神経，大耳介神経の3本の神経によって支配される（図1）．この3本の神経の痛みを総称して後頭神経痛と呼ぶことが多く，大後頭神経および小後頭神経がブロックの対象となる．両者がブロックされれば，後頭部の知覚は麻痺する．

適　応

●特発性後頭神経痛

片側の大後頭神経支配領域に限局する発作性の刺すような痛みがあり，毛髪を触る行為などで誘発される．神経ブロック療法として，まず大後頭神経ブロックを試みるとよい．

●症候性の大後頭神経痛

症候性の大後頭神経痛には，腫瘍や環軸椎脱臼によるC2，C3神経根刺激症状によるものがあり，疼痛は持続性である．画像診断を併用し，必ず器質性病変の有無を確認しておく．症候性の後頭神経痛には，そのほかに後頭部の筋緊張亢進によるものがある．画像診断上，頸椎の変形や椎間板ヘルニアの所見がみられることがあり，圧痛点や大後頭神経へのブロックによく反応する．そのほかには，外傷性頸部症候群，頭頸部外傷に伴う後頭部の痛みに適応がある．

2）後頭神経ブロックの実際

```
● 必要器具・薬剤
① 27G 1.9 cmブロック針                イン
② 2.5mlまたは5mlシリンジ             ④ 0.5％グルコン酸クロルヘキシジン添加80％
③ 局所麻酔薬：1％リドカインまたは0.5％メピバカ      アルコール
```

手　技

(1) 体　位

通常，患者を診療台に腹臥位に寝かせて行う．初めてブロックを受ける患者では，針の刺入時に驚いて頭を動かしてしまうこともあり，薄い枕などを敷き，少し顎を引いた状態で頭部を固定しておくとよい．後頭神経ブロックに慣れているものでは，坐位での治療も可能である．

(2) 大後頭神経ブロック

上項線上で外後頭隆起から2.5 cm外側を刺入点とする（図2）．通常同部位に圧痛を認める．後頭動脈の拍動を触知すればその内側を刺入点とするが，触れにくいことも多い．針を皮膚に垂直に進め放散痛が得られれば確実であるが，放散痛がなく針先が後頭骨に当たった場合でも，血液の逆流がないことを確認し，局所麻酔薬を1ml注入する．

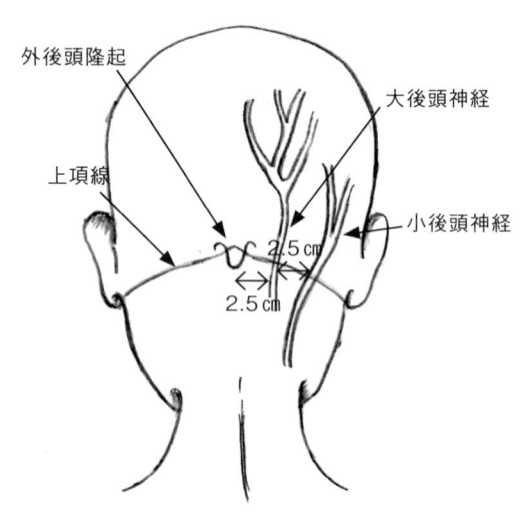

図2　後頭神経ブロックの刺入点

(3) 小後頭神経ブロック

大後頭ブロックの刺入点より，上項線上をさらに外側2.5cmの点を刺入点とする．この付近で圧痛点があれば，そこで針を刺入する．放散痛が得られれば確実であるが，ない場合は針先が後頭骨に当たったところで血液の逆流がないことを確認し，局所麻酔薬を1ml注入する．

3) 合併症

動脈，神経ともに末梢枝のため，重篤な合併症はない．

① 皮下血腫

頭皮からは出血しやすいので，刺入部は十分に圧迫止血をして，皮下血腫を作らないよう注意する．特に動脈を穿刺してしまった場合は，5分くらいはガーゼなどで圧迫しておく．

② くも膜下穿刺

長い針を用いると，針先が後頭骨に当たらず大後頭孔を抜けた場合にくも膜下に達してしまうこともある．このためブロック針は27G, 1.9cmを使用する．

鍼 療 法

2. 後頭神経刺鍼

1) 後頭神経刺鍼とは

大後頭神経は第2頸神経（C2）の後枝からなる混合性神経で，主として知覚神経であるが，一部は深頸筋に運動枝を分枝する．頭半棘筋および僧帽筋腱を貫いて後頭動脈とともに上行し，外後頭隆起

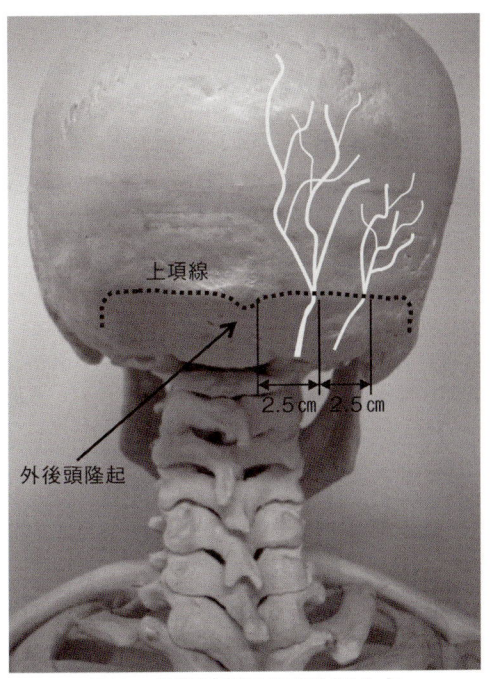

図3 後頭神経の走行と刺入点

の上項線上で皮下に現れ，後頭部から頭頂の皮膚知覚を支配する（**図3**）．また，外後頭隆起の外方2.5 cm，上項線上で皮下に現れる大後頭神経走行部は，経穴：天柱が一致する，天柱ブロック点などとも呼ばれるトリガーポイントである．

　小後頭神経は第2・3頸神経の前枝からなる知覚枝である．胸鎖乳突筋の後縁を上向し，後頭で大後頭神経と大耳介神経の間で皮下に現れ，耳介の後部および後頭の皮膚に分布する．このため絞扼を受けやすく，筋・筋膜・神経血流の改善を目的に後頭神経の近傍に刺鍼する．

適　応

後頭神経痛，筋緊張性頭痛，外傷性頸部症候群．

2）後頭神経刺鍼の実際

　腹臥位をとらせ胸の下に枕をいれ，頸部をやや前屈位とする．大後頭神経刺鍼では，ブロック点とも一致する外後頭隆起の外方2.5 cm，上項線上で皮下に現れる大後頭神経走行部の経穴（天柱）を刺鍼する．次に小後頭神経は，その外方2.5 cmの経穴：風池（外後頭隆起の外方5 cm）に刺鍼する．刺鍼は，上項線に沿って直刺で2 cm程度刺入する（**図3**）．

　症状が両枝に波及して後頸筋の緊張が著しい場合は，天柱－風池の鍼通電が効果的である（**図4**）．

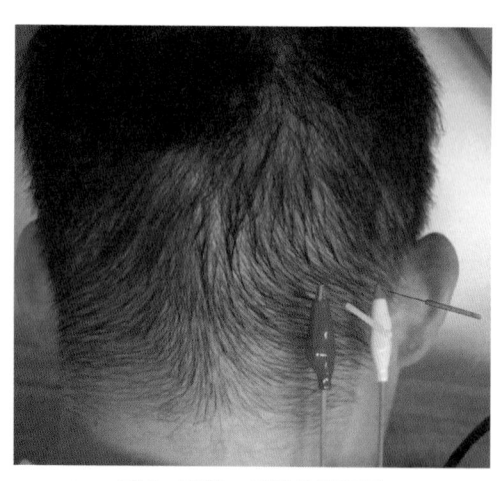

図4　天柱－風池の鍼通電

● **使用鍼**
40 mm・16～20号鍼（鍼長40 mm・鍼径0.16～0.20 mm）．鍼通電を行う場合は，18号鍼以上を使用して周波数（1～5 Hz）で10分程度通電する．

手　技

　神経線維を損傷させるような鍼の雀啄，旋撚，回旋の手技は避ける（総論**表3**）．また，頭髪部の刺鍼のため毛根部皮膚を十分に消毒する必要がある．

効果判定

　神経走行部の圧痛軽減，頸部の関節可動域（ROM）の改善など．

【文　献】

1) 矢島　直, 花岡一雄：*BRAIN MEDICAL*, 17：71-75, 2005.
2) 立山俊朗：ペインクリニック, 27：413-416, 2006.
3) 高崎眞弓・編：ペインクリニックに必要な局所解剖. 文光堂, 2003, pp118-119.
4) Scott M Fishman, Jane C Ballantyne, James P Rathmell：Bonica's Management of Pain. 4th ed, 2000, pp1419-1420.
5) 兵頭正義：疼痛に利用する神経ブロックと東洋医学の経穴の関係. 麻酔, 16：523-534, 1976.
6) 森本昌宏：トリガーポイント—その基礎と応用—. 真興交易医書出版部, 2006.

4 星状神経節

解　剖

　星状神経節は下頸神経節が第1胸神経節と癒合したものであり（まれに第2胸神経節も含まれる），第1胸椎レベルにある．したがって，通常行われるC6レベルでの星状神経節ブロックの穿刺部には星状神経節はなく，中頸神経節，もしくは椎骨動脈神経節が存在する．頸部交感神経幹は甲状腺，総頸動脈の背側に位置する．星状神経節ブロックでは上位に注入された局所麻酔薬が下方に広がり中頸神経節から星状神経節までを広くブロックすると考えられている．頸部交感神経節に入る交感神経節前線維はすべて星状神経節を通過する（図1，2）．

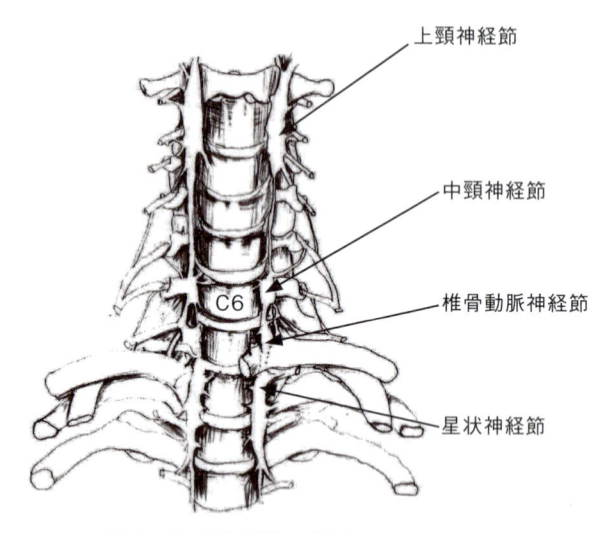

図1　星状神経節の解剖

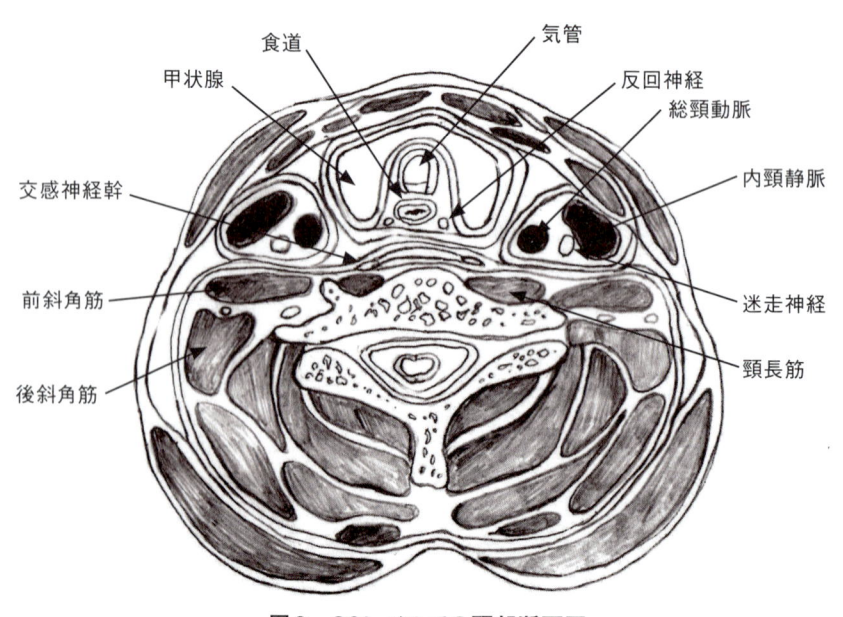

図2　C6レベルでの頸部断面図

[神経ブロック]

1．星状神経節ブロック

1）星状神経節ブロックとは

　頸部の交感神経節である星状神経節および頸部交感神経幹周囲に局所麻酔薬を注入することにより，支配領域である顔面，頭頸部から上肢，上胸部において，交感神経依存性の疼痛を軽減させたり，末梢循環を改善させる．その作用機序に内分泌系，免疫系の関与も考えられており，ほかにも様々な疾患の治療法として施行されている．

　テストブロックとして，その疼痛が交感神経依存性疼痛であるかどうかの判定にも用いられる．

[適　応]

●**頭頸部，上肢，上胸部の疼痛性疾患**
　頭痛，三叉神経痛，非定型顔面痛，歯科治療痛，幻歯痛，頸椎疾患，頸肩腕症候群，胸郭出口症候群，幻肢痛，肩関節周囲炎，肩こり，帯状疱疹後神経痛

●**末梢循環障害**
　閉塞性動脈硬化症，閉塞性血栓血管炎，レイノー病

●**非疼痛性疾患**
　顔面神経麻痺，突発性難聴，アレルギー性鼻炎，慢性副鼻腔炎

2）星状神経節ブロックの実際

●　必要器具・薬剤
① 24G針
② ディスポーザブル注射器（10mlもしくは5ml）
③ 局所麻酔薬：1％リドカインもしくはメピバカイン5～10ml
④ 0.5％クロルヘキシジン液消毒綿
⑤ 緊急時に備え，救急カートおよび人工呼吸に必要な道具を常に準備しておく

[手　技]

　患者を仰臥位とし，枕をはずして頸部を軽度後屈した状態で，頸部の筋の緊張をとるために軽く開口してもらう．

　右利きの術者が右側のブロックを行う際には患者の右側に立ち，左側の際には患者の頭側に立つ．示指，中指で胸鎖乳突筋と総頸動脈を外側へ圧排しながら第6頸椎横突起の前結節を触知し，前結節基部に向けて垂直に針を進め，軽く接触したところで針先を動かさないように注意しながら吸引試験を十分に行った後，局所麻酔薬をまず0.5ml注入する．患者の反応を観察し，血管内注入がないことを確認した後，残りの薬液をゆっくりと注入する．針をゆっくり抜去し，5～10分程度刺入部を圧迫する．第7頸椎横突起を目標に穿刺する場合には，横突起の上を椎骨動脈が走行しているため，椎骨動脈穿刺の危険性が高くなることに注意する必要がある（図3）．

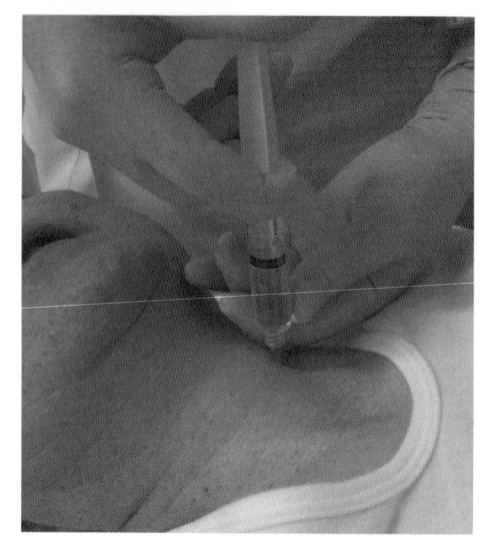

図3　実際のブロックの様子

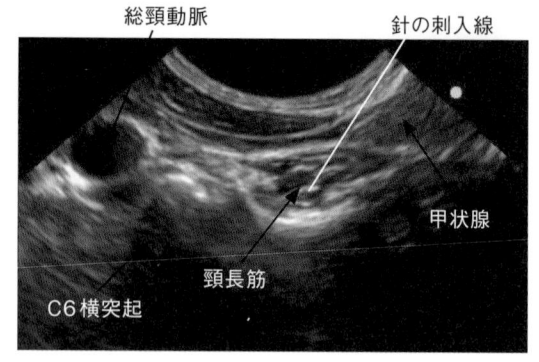

図4　エコーガイド下星状神経節ブロック

● エコーガイド下星状神経節ブロック（図4）

近年，エコーガイド下に星状神経節ブロックを施行することにより，副作用も少なく，より確実な効果を得ることが可能となった．

効果判定・安静

星状神経節ブロックが確実に行われるとHorner徴候のうち縮瞳，眼瞼下垂が見られる．その他，結膜充血，顔面紅潮，鼻閉感，手掌の皮膚温上昇と発汗停止などを認める．ブロック終了後は30分間ベッド上安静とする．

帰宅後になんらかの異変（喉の違和感，呼吸苦）が生じる可能性について説明し，さらに，何かあったときにすぐ連絡できる連絡先を渡しておくと良い．

3）合併症

①反回神経麻痺
②腕神経叢ブロック
③血管内誤注入
④出血・血腫

抗凝固剤を使用している患者はもちろん，出血傾向があったり，血管が脆弱な患者（人工透析中の患者など）ではブロックを行わない．

⑤感染

確率は高くないが，椎体炎，椎間板炎，頸部膿瘍，硬膜外膿瘍などが報告されている．特に糖尿病患者では注意を要する．

⑥くも膜下ブロック，硬膜外ブロック
⑦食道穿刺

> 鍼療法

2．星状神経節刺鍼

1）星状神経節刺鍼とは

　頸部交感神経節は，上部神経節（C3の高さ），中部神経節（C6の高さ），下部神経節（C7の高さ）が連鎖しており，下部神経節と上胸部交感神経節が融合して扁平な星状を呈することから星状神経節という（**図5**）．この神経節の近傍に刺鍼して頸部交感神経機能を抑制する．

> 適　応

　交感神経の緊張が関与していると思われる，顔面・頸肩腕・上肢の痛み，血流障害など．

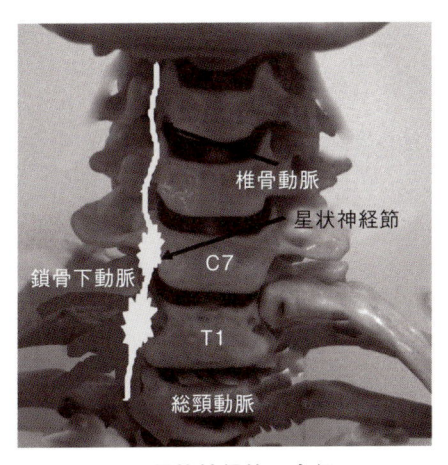

図5　星状神経節の走行

2）星状神経節刺鍼の実際

　仰臥位で枕をはずし，頸を軽く伸展させる．肩の下に薄い枕を入れて伸展させてもよい．刺鍼は鎖骨内端の上部2横指（約2.5 cm上方）で，胸鎖乳突筋，総頸動脈を指腹で圧排して，第7頸椎に向かい2.5 cm程度刺入する（**図6**）．

● 使用鍼
40 mm・16〜20号鍼（鍼長40 mm・鍼径0.16〜0.20 mm）を用い，5分から10分間の留置（置鍼）を行う．

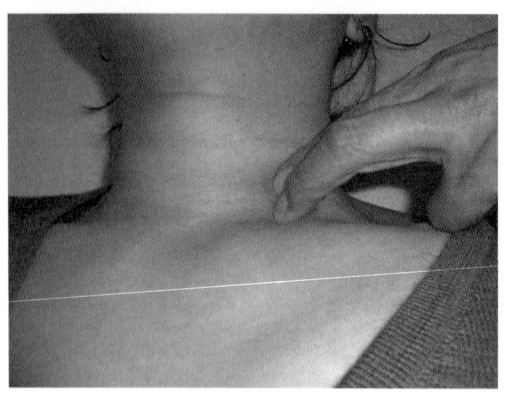

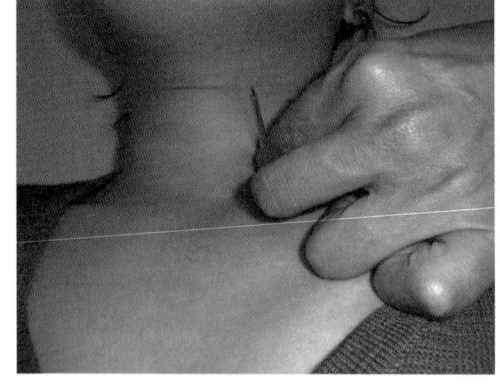

図6 星状神経節刺鍼の実際
鎖骨内端の上部2横指（約2.5cm上方）で胸鎖乳突筋，総頸動脈を指腹で圧排して（左），第7頸椎に向かい刺入する（右）．

手　技

両側の星状神経節刺鍼は，迷走神経・反回神経・横隔神経の麻痺，両側気胸の発生の可能性があるため禁忌である．また，椎骨動脈の走行が平行するため，誤刺による血腫などに注意が必要である．

さらに，神経ブロック同様に熟達した手技が求められることから，低出力レーザー照射が簡便で安全な手段となる[3]．

効果判定

Horner徴候（眼瞼下垂，縮瞳，嗄声など）を指標とするが，神経ブロック療法と比較するとHorner徴候の出現率は低い．このため，顔面・頸肩腕・上肢の温覚や症状の変化などを判定する．

【文　献】

1) 平川奈緒美：星状神経節ブロック．大瀬戸清茂・編：透視化神経ブロック法，医学書院，2009，pp24-27．
2) 平川奈緒美，十時忠秀：星状神経節ブロック．高崎眞弓・編：麻酔科診療プラクティス12 ペインクリニックに必要な局所解剖，文光堂，2003，pp188-193．
3) 佐伯　茂：星状神経節近傍照射の臨床．痛みと臨床，2（2）：206-213，2002．

5 硬膜外腔

解　剖

　硬膜外腔とは，大後頭孔から分かれて2層になった硬膜の間の腔であり，尾側は仙尾靱帯で終わる．外側は脊柱管の骨膜，黄色靱帯で，内側は脊髄硬膜で形成されている．硬膜外腔には血管，脂肪，結合組織が存在するが，ルーズな組織であるためカテーテルを留置することができる．また腔内は引圧になっており，これを利用してブロック針が硬膜外腔に到達したことの確認をする（**図1**）．

図1　硬膜外腔の解剖

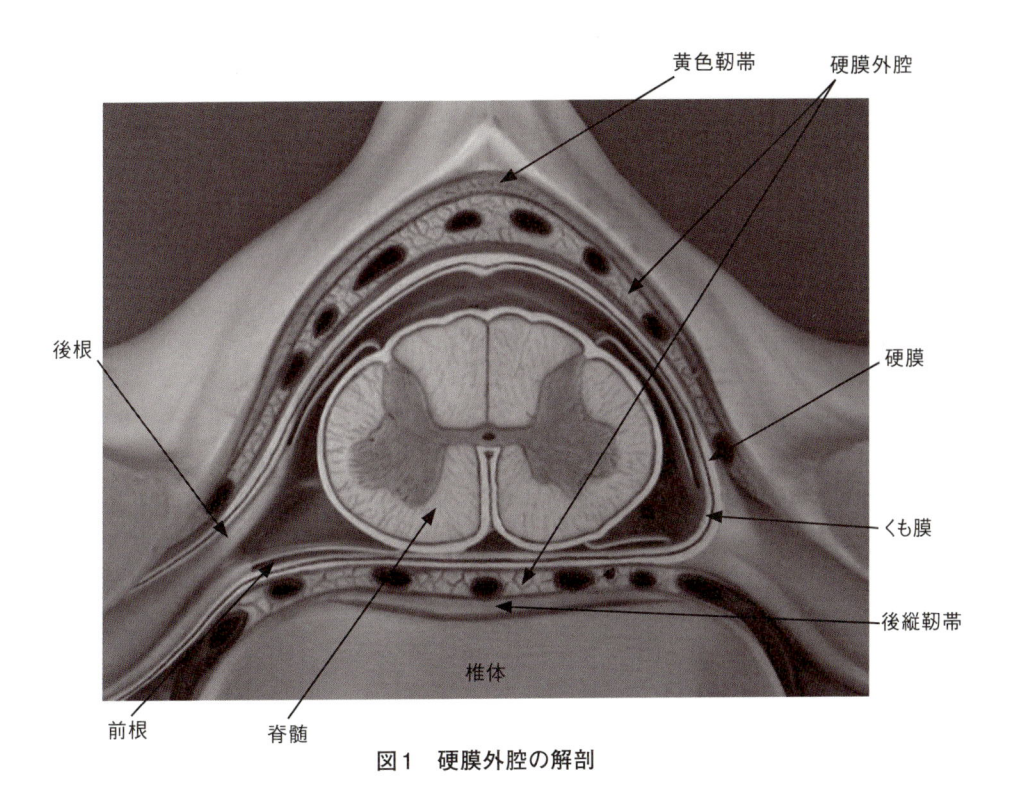

神経ブロック

硬膜外ブロック

1）硬膜外ブロックとは

　硬膜外ブロックとは，硬膜外腔に薬液を注入し，脊髄神経，交感神経を分節的に遮断する方法である．穿刺部位によって除痛範囲を調節できること，カテーテル留置をすれば持続的除痛が可能なことなど有用性が高く，ペインクリニックにおいて多用されている．
　硬膜外ブロックの作用機序に関しては，①硬膜内の脊髄神経をブロックする，②薬液が椎間孔を通る神経に沿って広がり傍脊椎ブロックとなる，③薬液が硬膜を通りぬけて拡散し，くも膜下腔において作用する，などのメカニズムが考えられている．

> 適応・禁忌

●適 応
- 顔面以外の疼痛性疾患
- 周術期疼痛管理
- 癌性疼痛
- 末梢血行障害

●禁 忌
- 循環,呼吸不全状態
- 出血,凝固障害
- 易感染性,免疫不全状態
- 治療に非協力的

2）硬膜外ブロックの実際

穿刺部位によって頸部,胸部,腰部,仙骨ブロックに分けられる.1回薬液を注入して針を抜く単回法と,カテーテルを留置する持続法がある.

A．頸部,胸部,腰部硬膜外ブロック

> ● 必要器具・薬剤
> ① 硬膜外ブロック専用針（Tuohy針など）：単回法では20〜22G,持続法では16〜18G
> ② 10mlシリンジ（薬液注入用）,5mlガラスシリンジ（抵抗消失法用）
> ③ 局所麻酔薬：単回法では0.5〜1％リドカイン,メピバカイン,持続法では0.125〜0.25％ロピバカイン,ブピバカイン,レボブピバカインなど
> ④ 0.5％グルコン酸クロルヘキシジン添加80％アルコール
> ⑤ その他：消毒用綿球,ガーゼ,穴あきシーツ,持続法の場合は硬膜外カテーテルなど

> 手 技

（1）体 位（図2,3）

患側を下にした側臥位で,棘突起間が広がるよう前屈姿勢をとってもらう.頸部ブロックの場合は,坐位の方が棘突起を容易に触知でき,正中を確保しやすい.

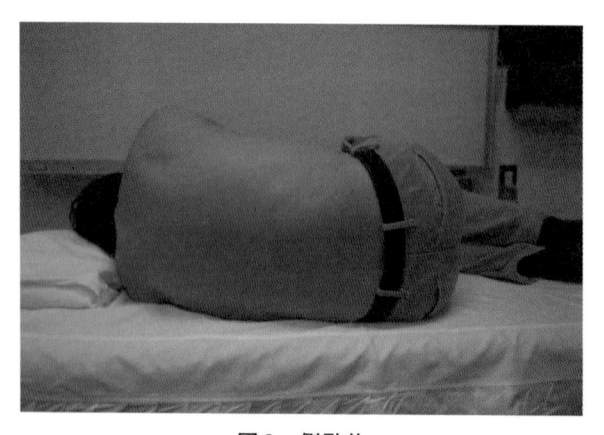

図2　側臥位

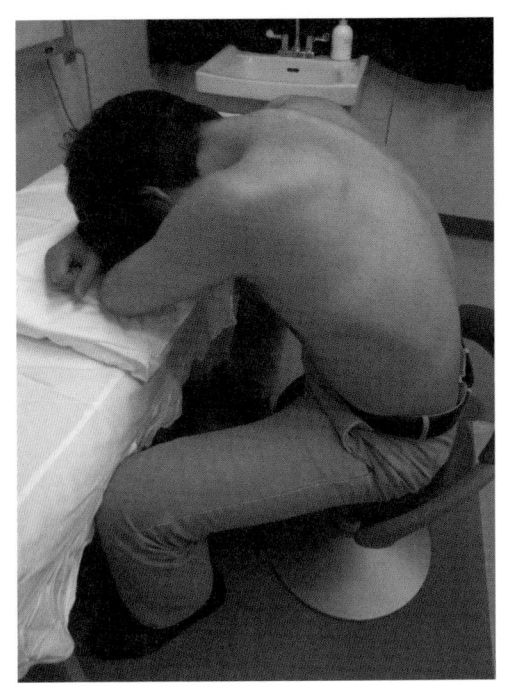

図3 坐位

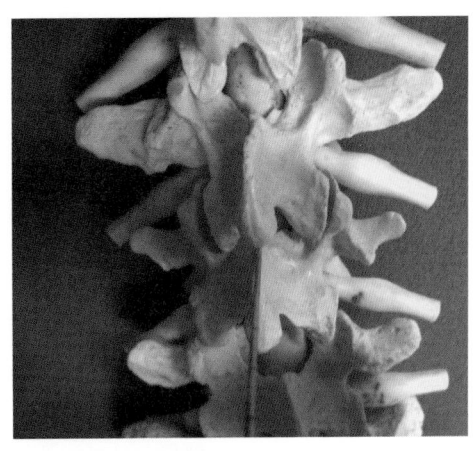

図4 正中法

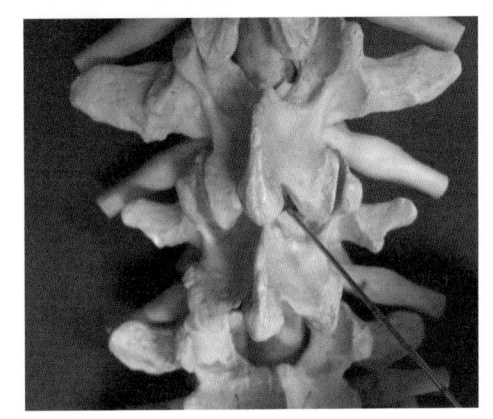

図5 傍正中法

(2) 硬膜外腔へのアプローチ（図4, 5）

正中法と傍正中法がある．頸部，腰部では棘突起が体の長軸に対し垂直に近いため正中法，胸部では特に第4～9胸椎で棘突起が瓦状に重なっているため傍正中法を選択することが多い．椎骨の変形，棘上，棘間靱帯の骨化などが認められる場合，傍正中法が有利である．

①正中法

正中線上の棘突起間から刺入し，皮下組織→棘上靱帯→棘間靱帯→黄色靱帯と，骨に当たらないように針を進めていく方法である．頸部ブロックにおいてはC7の棘突起が最も突出して触れやすく，椎間腔はC7/T1が広いので，ここからの穿刺が勧められる．胸部，腰部では目的とする分節に近いところから穿刺する．

棘突起間の中点やや尾側から局所浸潤麻酔を行うと同時に，骨に当たらない方向を確かめておく．局所麻酔針による硬膜穿刺を避けるため，2cmより深くは入れないようにする．続いて硬膜外針を棘間靱帯内まで刺入する．

②傍正中法

棘突起間正中から1～1.5cm外側を刺入点とする．局所麻酔後，硬膜外針を皮膚に垂直に刺入し，いったん椎弓に当てると硬膜外腔までの距離が予測でき安全である．神経根を損傷する可能性があるので，針先が外側へ向かないように注意する．針先を正中，頭側方向へ少しずつ傾けながら骨上を移動させ，骨性抵抗のなくなるところ（黄色靱帯）を探す．

(3) 硬膜外腔の確認

抵抗消失法（loss of resistance）あるいは懸滴法（hanging drop）で硬膜外腔を確認する．

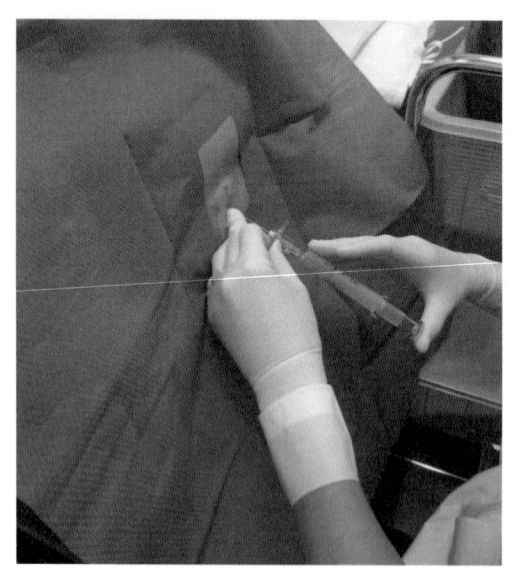

図6 抵抗消失法

①抵抗消失法（図6）
　硬膜外針が靱帯内に到達したら，スタイレットを抜いて生理食塩水を入れたガラス注射器をつける．注射器内筒を軽く押して抵抗があれば少しずつ針を進める．黄色靱帯を穿通するとき，プツッとした感触があり，内筒を抵抗なく押せるようになる．この場所が硬膜外腔である．
　注射器の微妙な抵抗を感じるため，生理食塩水の代わりに空気を用いることがあるが，少量でも気脳症を起こす可能性があるので注意を要する．

②懸滴法
　硬膜外針先端が靱帯内にあるところでスタイレットを抜き，ハブに水滴をつける．針をゆっくり進め黄色靱帯を抜けた時点で，陰圧により水滴が吸い込まれ硬膜外腔が確認できる．
　腰部は頸部，胸部に比べて陰圧の程度が小さい．また，ブロック治療を繰り返し受けている患者では硬膜外腔の癒着などで陰圧が明らかでなく，懸滴法で水滴の吸い込みがわかりにくい場合がある．

(4) 薬液注入（単回法）
　注射器をはずして，脳脊髄液，血液の流出がないことを確認してから薬液を注入する．炎症の強い症例ではステロイド（デキサメタゾン2～4mgなど）を局所麻酔薬に混合して注入することもある．局所麻酔薬の必要量は，1分節をブロックするのに頸部で約1ml，胸部で約1.5ml，腰部で約2mlを目安とする．頸部，上胸部では薬液が尾側へ，腰部では頭側へ広がりやすい．
　まず薬液を1～2ml試験投与し，しばらく患者の状態を観察する．1～2分の間に知覚低下，運動麻痺が生じないのを確かめて必要量の局所麻酔薬を投与する．
　薬液注入時，患者が「液が流れる」，「罹患部にひびく」感じを訴えることがある．健側にこのような感覚があるとブロック効果を得られないので，再穿刺して針先の位置を患側寄りに修正しなければならない．

(5) カテーテル挿入（持続法）
　ブロック針が硬膜外腔に到達したら，脳脊髄液，血液の流出がないことを確かめてカテーテルを挿入する．カテーテルの先が神経根を刺激すると患者が放散痛を訴えるので，それ以上深く挿入せず慎重にカテーテルを抜いてブロック針の針先の向きを変えてから再度挿入する．5cm以上挿入したり尾側へ向けて挿入したりするときに椎間孔へ抜ける確率が高くなる．カテーテルから薬液を試験投与した後，2～5ml/hの速度で持続注入することが多い．

B. 仙骨ブロック

● 必要器具・薬剤
① ブロック針：単回法では23〜25G, 2.5〜3.2 cm針, 持続法ではカテーテルの通る硬膜外ブロック専用針
② 5〜20 mlシリンジ
③ 局所麻酔薬：0.5〜1％リドカインもしくはメピバカイン
④ 0.5％グルコン酸クロルヘキシジン添加80％アルコール

手 技

(1) 体 位
腹臥位または側臥位で行う．腹臥位の場合は下腹部に枕を入れて殿部を高くする．側臥位の場合は術者が右利きならば左側臥位にする．

(2) 穿 刺（図7）
尾骨から正中線上を指で頭側へたどっていくと仙骨裂孔に達し，くぼみとして触れる．仙骨裂孔の位置の目安は両上後腸骨棘を底辺とした正三角形の頂点である．仙骨裂孔の左右に仙骨角を触知し，その中央を刺入点とする．薬液入りの注射器を付けたブロック針を頭側へ向け，皮膚面に対し45〜60°の角度で穿刺する．針先が仙尾靱帯を貫くと抵抗感がなくなり，硬膜外腔に到達する．

ここで薬液を注入してもよいが，確実に針先を硬膜外腔に固定するには，はじめにベベルを背側に向けて穿刺し（図7B-①），仙尾靱帯を貫いて仙骨管前壁に当たったらベベルを180°回転し，針をややねかせて骨面を滑らせ仙骨管内を少し進める（図7B-②）．針が深すぎると静脈叢を傷つけたり硬膜嚢を穿刺したりする可能性があるので注意する．

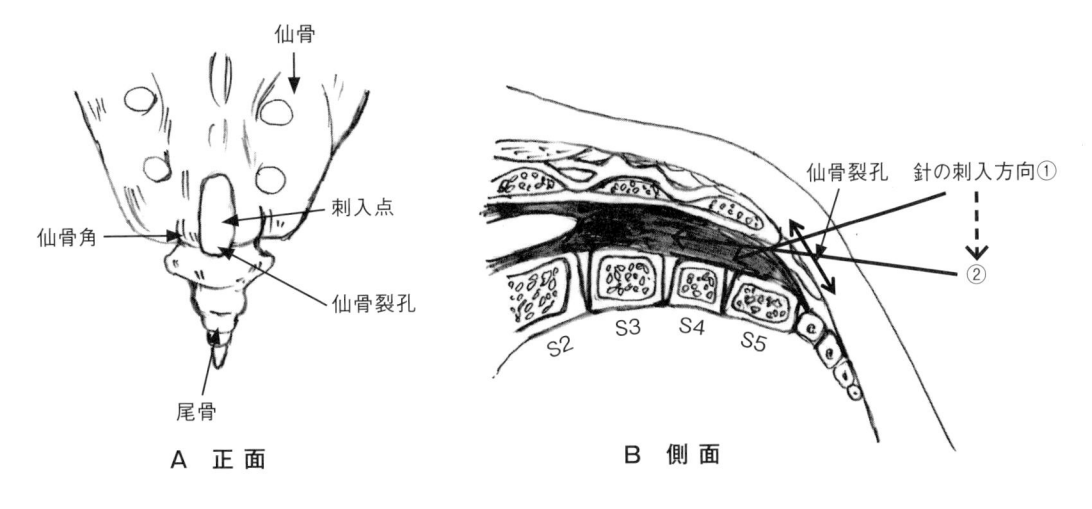

図7 仙骨ブロック
A 正面
B 側面

（3）薬液注入（単回法）

吸引試験を行ってから薬液10～20mlをゆっくり注入する．仙骨部の皮下が膨隆しないことを確かめる．

（4）カテーテル挿入（持続法）

抵抗消失法で仙骨管に到達してカテーテルを挿入する．刺入部が会陰部に近く感染の危険性が高いので，長期留置するときは皮下トンネルを作り，刺入部からなるべく離れた場所からカテーテルを体表に出す．

ブロック終了後は20～30分間ベッド上安静とし，四肢の脱力が回復してから立位，歩行を許可する．

3）合併症・副作用

①血圧低下，徐脈

交感神経遮断，迷走神経反射，相対的循環血液量減少などの影響で起こる．下肢挙上，輸液負荷で循環血液量補正を行い，昇圧薬，硫酸アトロピンなどを投与する．

②呼吸困難感

横隔神経（C3～C5），肋間神経がブロックされると呼吸筋収縮力の低下を引き起こす可能性がある．

③くも膜下ブロック

くも膜下へ薬液が注入されると，知覚・運動麻痺が早期に出現し，長時間にわたるおそれがある．頸部，上位胸部でのくも膜下ブロックは血圧低下，呼吸抑制を起こすので，輸液，昇圧剤投与，人工呼吸が必要になる．

④硬膜穿刺後頭痛

消炎鎮痛薬投与，安静臥床，水分補給を行う．頭痛が数日続くようなら，穿刺部硬膜外腔へ自己血パッチを行う．

⑤脊髄，神経損傷

ブロック針だけでなく局所浸潤麻酔の針で神経の直接損傷を起こす危険があるので注意する．針を刺入したときに放散痛を訴えたら，局所麻酔薬とともにステロイドを硬膜外投与する．

⑥硬膜外血腫

硬膜外穿刺時に血管損傷を起こすことはしばしばあるが，凝固障害がなければ神経学的障害を生じる例はまれである．

⑦硬膜外膿瘍

特に持続法を行ったときに注意が必要な合併症である．麻痺をきたし，除圧のために椎弓切除を行わなければならない場合もある．初期症状として，熱発，穿刺部の疼痛，発赤，薬液注入時痛などが認められる．カテーテル先端の培養，血液検査（炎症反応），造影CT，MRIなどを用いて診断する．起因菌として表皮ブドウ球菌，黄色ブドウ球菌の確率が高いので，まずこれらに効果のある抗生剤を投与する．

⑧ Epidural Compartment Syndrome

硬膜外腔の貯留物が脊柱管を圧迫することにより神経症状を起こす症候群である．硬膜外に投与された薬液は通常周囲組織に浸透していくが，交通障害因子があると停滞貯留する．その停滞因子として，高齢，骨関節の変性（脊柱管狭窄症など）が考えられている．

⑨局所麻酔薬中毒

仙骨ブロックで局所麻酔薬の血中濃度が高くなりやすい．痙攣が起こったら抗痙攣薬の静脈内投与，気道確保を行う．

【文　献】

1) 高崎眞弓・編：麻酔科診療プラクティス12　ペインクリニックに必要な局所解剖．文光堂，2003．
2) 中塚秀輝：硬膜外ブロックによる合併症，副作用とその防止対策．日本臨床麻酔学会誌：627-636，2004．
3) ペインクリニック 27 別冊秋号：神経ブロック―わかりやすい手技―．2006，pp343-377．

6　頸部神経根

解　剖

　脊髄神経は運動，感覚，交感，副交感性の神経線維を含む混合神経である．頸部の脊髄神経は8対あり，それぞれ椎間孔を通り脊柱管から出る．C1は後頭骨と第1頸椎（環椎）の間，椎骨動脈溝の直前を通り，上後頭部や頭頂部を支配する．C2～C7は同じ番号の頸椎の頭側の椎間孔を通り，C8は第7頸椎の末梢側の椎間孔を通る．C2は環軸関節後面の中央よりやや内方の一定した位置にある．C3～C6は椎間孔を出て，椎骨動脈の後方を通り，神経溝を斜め尾側外方に走行する．第3頸椎の前・後結節は最も小さく，神経溝も浅く短いが，頸椎の末梢に行くほど，徐々に大きくなっていき，第6頸椎横突起の前結節は頸椎の中で最も大きく突出しており，触知しやすい．第7頸椎横突起の後結節は大きいが，前結節は小さい．

神経ブロック

1．頸部神経根ブロック[1～5]

1）頸部神経根ブロックとは

　頸神経（C1～C8）の脊髄神経根またはその周囲に局所麻酔薬もしくはステロイドとの混合液を注入し，症状を軽減させるブロックである．神経根穿刺時の放散痛の出現により，痛みの原因となる神経を同定できるため，診断的価値も併せ持つ．神経根ブロックの効果は，局所麻酔薬やステロイドによる直接効果に加え，薬物注入による神経根周辺の癒着や炎症関連物質を取り除く物理的効果も推測されている．

適　応

　頸部椎間板ヘルニア，頸椎症，神経根症，頸椎椎間関節症，外傷性頸部症候群，頸肩腕症候群，頸・肩こり，胸郭出口症候群，頸肩上肢部の帯状疱疹・帯状疱疹後神経痛，癌性疼痛，緊張性頭痛，機能性頭痛，外傷・術後後頭部痛，後頭部頸部痛などがある．

2）頸部神経根ブロックの実際

● 必要器具・薬剤
① 5mlシリンジ（局所麻酔用，造影剤注入用，薬液注入用）
② 局所麻酔薬：1％リドカインまたは0.5％メピバカイン，必要に応じステロイド（デキサメタゾンなど）を添加
③ 21G 9cmブロック針（C1，C2），22G 6cmブロック針（C3～C8），エコーガイド下では23G 70mmの通電刺激針
④ 造影剤（イオヘキソール）
⑤ 超音波装置：高周波リニアプローブ（超音波ガイド下ブロック時のみ）

手技

(1) C1, C2

　腹臥位をとらせ，上胸部と前額部に枕を入れ，やや下顎を前に突き出した開口位とする．X線透視下で環軸関節後面が中央に見え，軸と環椎後弓と重ならないように，また環軸関節が左右対称になるように管球を調節する．

　C1では患側の環軸関節後面の中央部を刺入点とし，局所麻酔後ブロック針を刺入し，一度，環椎の後弓に針を当てる．やや頭側に針を刺しなおし，椎骨動脈溝の直前で穿刺する．造影剤にて神経根が造影され血管内注入がないことを確認後薬液を注入する．C2ではC1の刺入点よりやや下方を刺入点とし，わずかにC2では内側上方にブロック針を進めていくと，後頭部から頭頂部に放散痛を得る．環軸関節の内側半分より内側に針を進めないようにする．造影にて確認後，薬液を注入する．

(2) C3～C8

　斜位法，前方アプローチ法，後方アプローチ法，後側方アプローチ法などがあるが，ここでは斜位法と前方アプローチ法を紹介する．

① **C3～C6　斜位法（図1, 2）**

　仰臥位をとらせ，頭頸部に薄い枕を入れる．顔面を健側に約30～45°，X線透視軸を頭側に約10°傾けると椎間孔が良く見えるようになる．目的神経根の1つ上位の椎体横突起外側下端にあたる皮膚面に局所麻酔後，針を後結節に向けてやや内下後側に進め，神経溝中央やや後方で神経を穿刺する．椎間孔内に針を進めると血管や硬膜，脊髄などを穿刺するおそれがあるので注意が必要である．

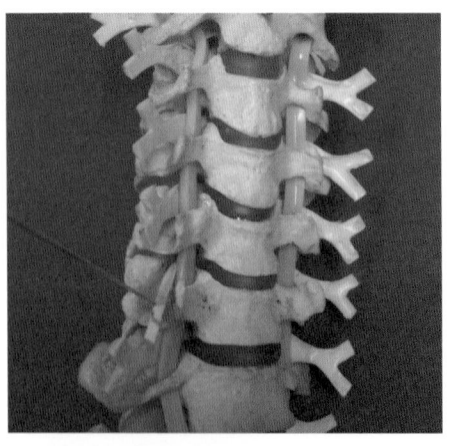

図1　頸部神経根ブロック：斜位法

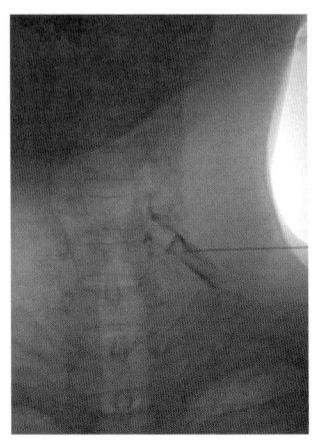

図2　頸部神経根ブロック：斜位法（X線画像）

② **C3～C8 前方アプローチ法（図3）**

　仰臥位をとらせ，頭頸部に薄い枕を入れ，正面を向き，頸部をやや後屈させる．X線透視軸が目的とする椎体終板に対して平行になるように調節する．頸部正中より外側3～6cmで，椎体横突起前結節の位置を透視下に確認し，刺入点とする．局所麻酔後，ブロック針を刺入し，前結節あるいは後結節外側に当てる．その後，神経溝内に針を進めて，放散痛を得る．放散痛の部位は，C3ブロックで後頸部や後頭部，C4では肩から三角筋部，C5では上腕から肘部，C6では母指と示指，C7では中指，C8では環指と小指である．

　放散痛が得られたら造影剤を注入し，血管内や関節内，くも膜下腔内にないことを確認した後，薬液を注入する．

(3) エコーガイド下頸部神経根ブロック

　C3～C7の神経根ブロックが可能である．患側を上にした側臥位あるいは肩枕を入れた仰臥位をとらせ，顔面を健側に向ける．プローブを頸部正中に当て気管を確認し，外側にずらしていくと，甲状腺や内頸動脈，内頸静脈の外側に頸椎の横突起が確認できる．第3頸椎から第6頸椎の横突起には前結節と後結節があるが，第7頸椎の横突起には前結節がない．上下方向にずらして，まず第7頸椎を確認し，そこから頭側にプローブを平行移動させると，前結節，後結節をもつカニの爪状の横突起が現れる．それが第6頸椎の横突起であり，さらに頭側にずらすことで，順に第5頸椎，第4頸椎，第3頸椎の横突起が確認できる．目的神経根と同じ椎体の横突起前結節と後結節を描出し，少し尾側へプローブを平行移動させると前後結節間から神経根が出てくる画像が得られる（**図4**）．

　局所麻酔後，外側から平行法でブロック針を穿刺し，神経根付近まで進める．無理に放散痛を得る必要はない．血液の逆流がないことを確認してから薬液を注入する．C7神経根ブロックでは，椎骨動脈を穿刺しないように気をつける．エコーガイド下に行う頸部神経根ブロックは神経根が描出できるためアプローチしやすい上，動脈穿刺や肺損傷などの合併症を回避しやすい．しかし，内頸動脈，椎骨動脈などの太い動脈はカラードプラーを使用することで確認できるが，細い血管の描出には限界があることを念頭に置かなければならない．

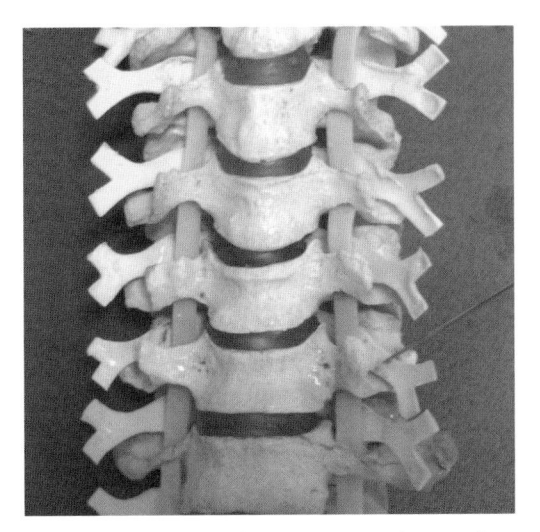

図3　頸部神経根ブロック：前方アプローチ法

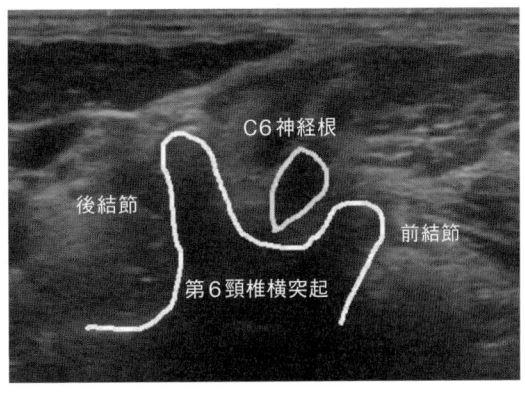

図4　エコーガイド下C6神経ブロック

3）合併症

①血管内注入，血管穿刺

特にC1神経節は椎骨動脈の直前を走行しているため，血管を穿刺しやすい．血管内に局所麻酔薬が注入されると少量でもめまいや耳鳴りが出現し，多いと意識消失や痙攣が生じる．

また，C4～C7を走行する動脈を損傷すると，懸濁性のステロイドを注入することで前脊椎動脈内にステロイドが入り，脊髄損傷を起こすことがあるため，注意が必要である．

②くも膜下ブロック

横突起前後結節より内側に穿刺しない．

③脊髄穿刺，神経損傷

下肢への強い放散痛，不全麻痺や痛み，しびれ，感覚低下を生じる．

④首の回旋制限，刺入部痛，嘔吐

特にC3，C4神経根ブロック後に起こりやすい．星状神経節ブロックで改善する．

⑤一過性視覚喪失

椎骨動脈内へ空気が注入され，空気塞栓となった際に起こる．

鍼 療 法

2．頸部神経根刺鍼

1）頸部神経根刺鍼とは

頸椎は7椎あるのに対して頸神経は8対が存在する．第1頸神経は後頭骨と環椎との間から，第8頸神経は第7頸椎と第1胸椎との間から椎間孔を通って脊柱管を離れる．

この神経走行上で好発する第4頸椎以下の神経根症状は，退行性変化やヘルニアにより頸部神経根が圧迫され，頸肩腕部の重だるさや痛み，放散痛を生じるとともに上肢デルマトーム領域に激しい痛み，しびれ，こわばりなどの症状を呈する．鍼療法では，保存的療法が選択された症例において，頸棘間筋，回旋筋，多裂筋など，神経根周囲の軟部組織の緊張緩和や神経血流の改善などを目的に，頸部神経根刺鍼を行う．また，頸部神経根と末梢デルマトーム上の経穴に低周波鍼通電を行い，神経の興奮を抑制する．

適　応

頸椎症，頸椎椎間関節症，外傷性頸部症候群，頸肩腕症候群，肩こり，保存療法となる頸椎椎間板ヘルニア．

2）頸部神経根刺鍼の実際

腹臥位をとらせ，障害神経根レベルの頸椎棘突起外方1cmよりしびれなどの神経症状を呈する末梢デルマトーム上に存在する経穴に，直刺で30mm程度を刺鍼して，障害神経根レベルの棘突起と経穴を結び，C4/5棘突起間と曲池（**図5**），C5/6棘突起間と合谷（**図6-A**），C6/7棘突起間と外関（**図6-B**），C7/T1棘突起間と神門（**図6-C**）にて低周波鍼通電を行う．

また，頸肩腕あるいは経穴部にピクピクと軽度に収縮する周波数に一致した鍼通電により，軟部組織の緊張緩和や血流の改善により痛みやしびれを軽減させる．その他に，肩背部の僧帽筋などに筋緊張が見られる場合は筋緊張部を含み，秉風（へいふう）：（肩甲棘中央），肩中兪（けんちゅうゆ）：（第7頸椎と第1胸椎の棘突起間の外方60 mm），の置鍼を追加する（**図5**）．

●使用鍼

40〜50 mm・20〜22号鍼（鍼長40〜50 mm・鍼径0.20〜0.22 mm）．鍼通電を行う場合は，20号鍼以上を使用して周波数（1〜5 Hz）で10分程度通電する．

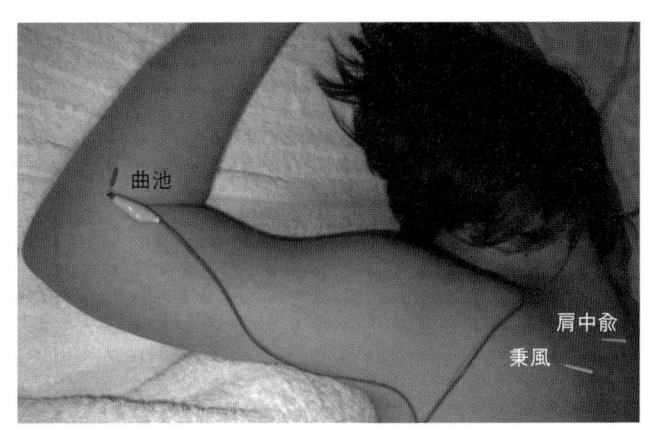

図5 C5神経根
C4/5棘突起間と曲池の鍼通電および秉風，肩中兪の置鍼

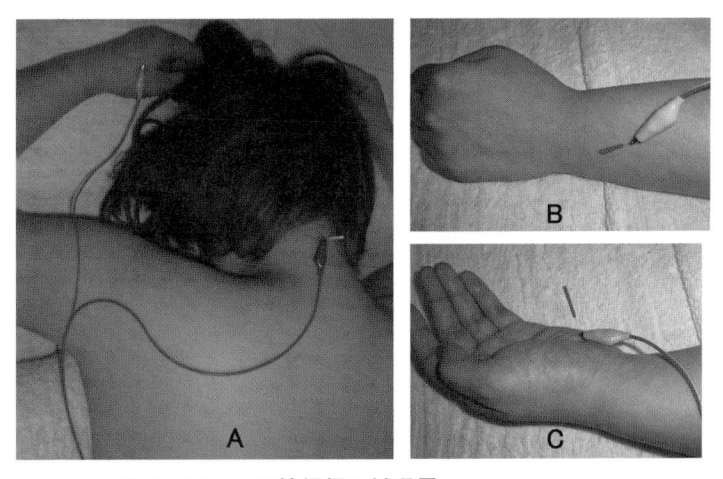

図6 C6〜C8神経根の鍼通電
 A C6神経根：C5/6棘突起間と合谷
 B C7神経根：C6/7棘突起間と外関
 C C8神経根：C7/T1棘突起間と神門の鍼通電

手技

　上肢への放散感を指標に刺鍼し，鍼通電では頸肩腕あるいは末梢の経穴部をピクピクと軽度に収縮させる．さらに背部の刺鍼では気胸に注意する．

　繰り返し刺鍼や雀啄は，頸部神経根を刺激して痛みやしびれを誘発することがあるため，注意が必要である．

効果判定

　頸椎の可動性（ROM）改善，上肢症状改善などを指標とする．

【文　献】

1) 岡本健一郎, 増田　豊：頸部神経根ブロック. 大瀬戸清茂・編：透視下神経ブロック法, 医学書院, 2009, pp50-54.
2) 柴田康之：頸部神経根ブロック-C3〜C7. 大瀬戸清茂・編：透視下神経ブロック法, 医学書院, 2009, pp259-261.
3) 湯田康正：頸部神経根・頸神経ブロック. 高崎眞弓・編：麻酔科診療プラクティス12 ペインクリニックに必要な局所解剖, 文光堂, 2003, pp110-117.
4) 湯田康正, 立山俊朗, 唐澤秀武, 大瀬戸清茂：神経根ブロック. 若杉文吉・監：ペインクリニック—神経ブロック法, 第2版, 医学書院, 2000, pp212-221.
5) 湯田康正, 塩谷正弘：頸部神経根ブロック. 塩谷正弘：図説ペインクリニック, 真興交易医書出版部, 2002, pp10-24.

7 腕神経叢

解剖

　腕神経叢はC5～8, T1の前枝から構成される．それぞれの神経根が椎間孔を出てから前斜角筋と中斜角筋の間隙を走行し，鎖骨の下をくぐり，腋窩を通って上肢の終末枝に分枝していく．その走行の過程で複雑に集合と分枝を繰り返し，叢（くさむら）のようであることから腕神経叢と呼ばれる．その構造は，中枢から順に神経根，神経幹，神経幹枝，神経束，終末枝となっている．終末枝は正中神経，尺骨神経，橈骨神経，筋皮神経であるが，筋皮神経だけは腋窩部より頭側で腕神経叢から分かれ，烏口腕筋を貫き外側を走行する（図1）．

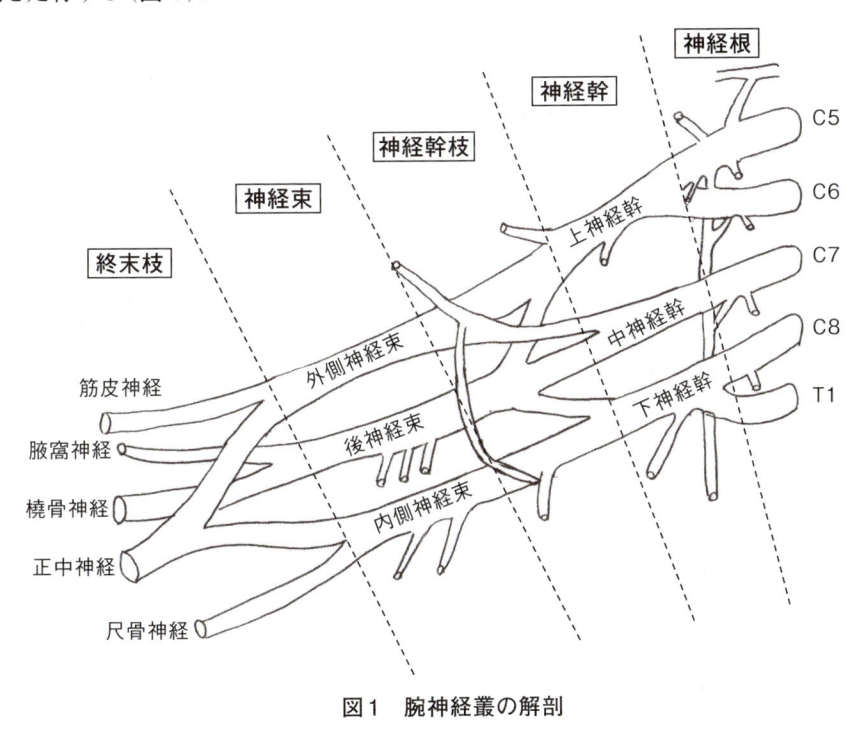

図1　腕神経叢の解剖

神経ブロック

1．腕神経叢ブロック

1）腕神経叢ブロックとは

　腕神経叢ブロックは，腕神経叢に局所麻酔薬を注入して，頸部，肩，上肢の疼痛を緩和する治療法である．中枢側でのブロックは交感神経ブロックの効果も得られるため，上肢の血流障害の改善効果も期待できる．従来は前中斜角筋間を触知して盲目的に穿刺を行う方法や，腋窩部で腋窩動脈を貫通させ，その浅部と深部に薬液を注入する方法などが行われてきたが，ブロックの成功率が安定しないのが問題点であった．X線透視下に第1肋骨の中斜角筋付着部に薬液を注入する方法（クーレンカンプ法）は，安全性は高いが，頸部，肩の疼痛緩和が図れないことが問題点であった．近年，超音波装置の発達により腕神経叢の描出が明瞭かつ容易になった．腕神経叢ブロックには，斜角筋間，鎖骨上，鎖骨下，腋窩の4つのアプローチがあるが，超音波装置を用いるとすべての部位でのブロックが安全に施行できる．

適 応

ペインクリニック領域では,頸椎症,頸椎椎間板ヘルニア,帯状疱疹後神経痛,上肢CRPSなど,頸部,肩,上肢の疼痛性疾患に適応となる.また,胸郭出口症候群では,本ブロックの効果によって神経血管束の圧迫部位の診断と疼痛治療を同時に行える.

手術麻酔領域では,肩,上肢の手術時に全身麻酔に併用,もしくは本ブロック単独で手術を行うことも可能である.

2) 腕神経叢ブロックの実際

腕神経叢ブロックには,盲目的方法,X線透視下で行う方法,超音波ガイド下で行う方法があり,アプローチも4種類ある.ここでは,現在主流になっている超音波ガイド下腕神経叢ブロック(斜角筋間,鎖骨上,腋窩アプローチ)と,超音波装置がない場合にも比較的安全に行えるX線透視下腕神経叢ブロック(鎖骨上法)の手技を解説する.

A. 斜角筋間アプローチ[1]

斜角筋間アプローチは神経根,神経幹レベルで行うブロックである.頸部,肩,上肢の疼痛を幅広くカバーすることが可能である.

● 必要器具・薬剤
① 21G 5cmブロック針
② 10mlシリンジ
③ 局所麻酔薬:0.5〜1%リドカインまたはメピバカイン(必要に応じステロイド添加)
④ 0.5%グルコン酸クロルヘキシジン添加80%アルコール
⑤ 超音波装置:高周波リニアプローブ

手 技

患者を仰臥位とし,頭部を健側に向ける.輪状軟骨の高さで胸鎖乳突筋の外側縁に指を滑り込ませるようにすると,前・中斜角筋間を触知できる.その辺りに腕神経叢が走行していることをイメージして,輪状軟骨の高さで患側の側頸部にプローブを当てると,表層に胸鎖乳突筋,その後方に総頸動脈が確認できる.同じ高さでそこから外側にプローブを滑らせていくと,総頸動脈の外側に内頸静脈が確認できる.プローブを押しつけたときに静脈は内腔が閉塞するので,容易に動静脈を鑑別できる.内頸静脈の外側,胸鎖乳突筋の後方に前斜角筋,中斜角筋が確認でき,その筋間に数個並ぶ低エコー性で円形の構造物が腕神経叢である(図2).針を外側から超音波断面と平行に刺入し,中斜角筋の筋膜を貫いた感触を得たところで腕神経叢の周りに薬液を注入する.

● 合併症

血管穿刺による血腫,局所麻酔薬中毒,神経穿刺による神経損傷,横隔神経ブロックなどが考えられる.

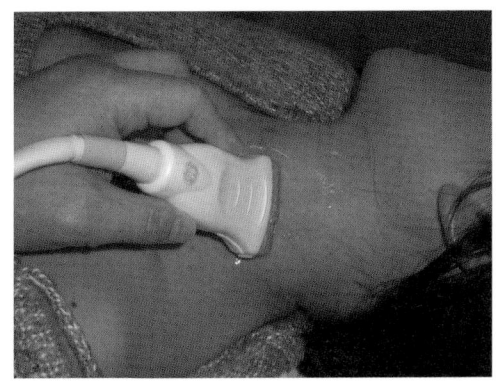

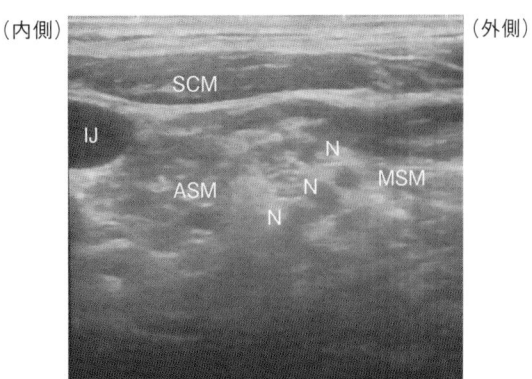

図2 斜角筋間アプローチ
SCM：胸鎖乳突筋，ASM：前斜角筋，MSM：中斜角筋，IJ：内頸静脈，N：腕神経叢

B. 鎖骨上アプローチ[2)]

　鎖骨上アプローチは神経幹，神経幹枝レベルで行うブロックである．腕神経叢が最も密に集合している部分でのブロックであるため，少量の局所麻酔薬で効果的なブロックを行うことが可能となる．部位的に頸部，肩の疼痛には効果が弱く，上肢の疼痛，血流障害に適応となる．

● **必要器具・薬剤**

① 21G 5cmブロック針
② 10mlシリンジ
③ 局所麻酔薬：0.5～1％リドカインまたはメピバカイン（必要に応じステロイド添加）
④ 0.5％グルコン酸クロルヘキシジン添加80％アルコール
⑤ 超音波装置：高周波リニアプローブ

手　技

　患者を仰臥位とし，頭部はやや健側に向ける．プローブを鎖骨上窩で鎖骨に沿わせるように当てる．胸腔をのぞき込むようにプローブを尾側に向けていくと，腕神経叢の神経束が集合して蜂の巣状に一塊になってくるのが観察できる（**図3**）．その内側には鎖骨下動脈が確認できる．針を外側から超音波断面と平行に刺入し，神経束周囲に薬液を注入する．また，下方には胸膜を確認することができるので，針がこの面を超えないようにすれば気胸を起こすことはない．

● **合併症**

　血管穿刺による血腫，局所麻酔薬中毒，神経穿刺による神経損傷，気胸などが考えられる．

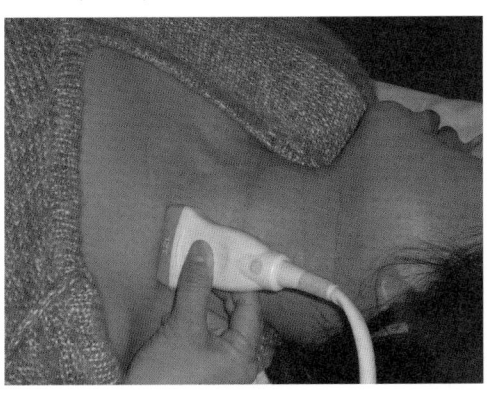

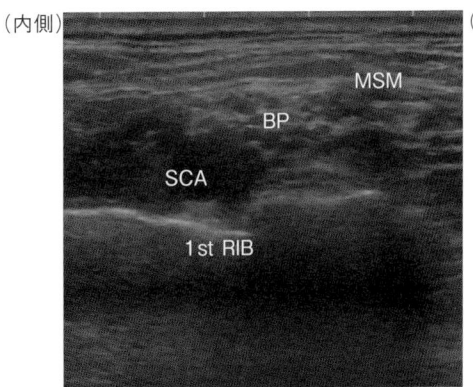

図3 鎖骨上アプローチ
MSM：中斜角筋，SCA：鎖骨下動脈，BP：腕神経叢，1st RIB：第1肋骨

C. 腋窩アプローチ[3]

腋窩アプローチは終末枝（正中神経，尺骨神経，橈骨神経，筋皮神経）でのブロックである．前三者の神経は腋窩動脈に沿って走行するが，筋皮神経は腋窩部より中枢で分枝し，腋窩動脈より外側で烏口腕筋の中を走行するため，盲目的動脈貫通法では筋皮神経領域の鎮痛が困難であった．しかし，超音波装置を用いると筋皮神経を単独で同定できるため，ブロックが可能となる．腋窩アプローチは頸部，肩，上腕の疼痛にはほぼ効果がなく，肘関節より末梢の疼痛に対して適応となる．

● 必要器具・薬剤
① 21G 5cmブロック針
② 10mlシリンジ
③ 局所麻酔薬：0.5～1％リドカインまたはメピバカイン（必要に応じステロイド添加）
④ 0.5％グルコン酸クロルヘキシジン添加80％アルコール
⑤ 超音波装置：高周波リニアプローブ

手技

患者を仰臥位とし，上肢を90°外転・外旋させる．プローブをできるだけ中枢側で腋窩部に上腕に対して垂直に当てる．外側から内側に滑らせていくと，拍動する腋窩動脈が確認できる．動脈の内側には伴走するように腋窩静脈を確認できるが，プローブの圧迫で容易に閉塞してしまい見つけにくいことがあるので注意が必要である．腋窩動脈の周囲には，外側に正中神経，内側に尺骨神経，背側に橈骨神経が取り囲むが，個体によりバリエーションに富む．また，腋窩動脈の外側には上腕二頭筋，烏口腕筋が見られ，その間付近に低エコー性の筋皮神経を見つけることができる．

筋皮神経がわかりにくい場合は中枢側にプローブをスライドさせ，烏口腕筋の中から筋外に出てくるところを連続的にスキャンし，筋皮神経を同定すればよい（図4）．

各神経が同定できたなら，針を超音波断面と平行に刺入し，神経周囲に薬液を注入する．筋皮神経は外側から穿刺してブロックする．そのほかの3つの神経は，脈管が障壁となり外側からアプローチしにくい場合は内側からアプローチする．それぞれの神経を単独でブロックしたい場合は電気刺激を併用して行う必要がある．

● 合併症

腋窩部は，超音波では確認できない細かい脈管が多く存在するため，血管穿刺による血腫，局所麻酔薬中毒には十分留意すべきである．神経穿刺による神経損傷などにも注意が必要である．

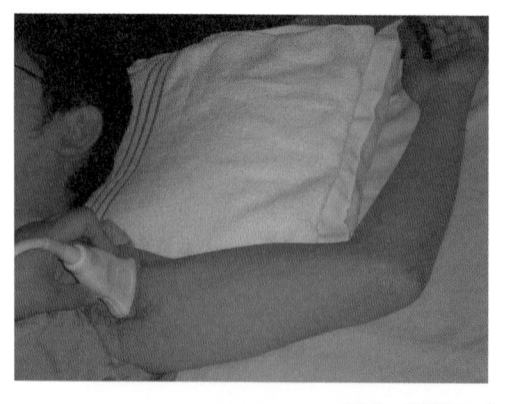

図4 腋窩アプローチ
AA：腋窩動脈，AV：腋窩静脈，H：上腕骨，BBM：上腕二頭筋，CBM：烏口腕筋，TM：上腕三頭筋，MN：正中神経，UN：尺骨神経，RN：橈骨神経，MCN：筋皮神経

D. X線透視下腕神経叢ブロック(鎖骨上法)[4,5]

　従来のクーレンカンプ法は，鎖骨上窩で鎖骨下動脈の拍動を触知し，その外側から穿刺して盲目的に針を進め第1肋骨に針を当て，その付近で上肢に放散痛が得られるところを探り，そこで薬液を注入する方法であった．しかし，針が第1肋骨をかすめて進んでしまうと気胸を起こすため，安全性に問題があった．X線透視下にこの手法を行い，第1肋骨上の中斜角筋付着部上でブロックを行うことで，気胸は確実に回避できる．造影剤の広がりで効果を予測できる．超音波ガイド下鎖骨上アプローチと同様，上肢には効果が及ぶが，頸部，肩の疼痛緩和は不十分である場合が多い．

● 必要器具・薬剤
① 23G 6cmカテラン針
② 10mlシリンジ
③ 局所麻酔薬：0.5～1％リドカインまたはメピバカイン（必要に応じステロイド添加）
④ 0.5％グルコン酸クロルヘキシジン添加80％アルコール

手技

　患者を仰臥位とし，肩枕は使用せずに軽く頭部を後屈させ，やや健側に向ける．正面からX線透視を行い第1肋骨の中点を確認する．この位置は第1肋骨と第2肋骨が重なったあたりになる．ここに中斜角筋が付着する（図5）．

　鎖骨と重なってわかりにくい場合は，患側の上肢を尾側に引っ張るか，透視軸をやや頭側に変えて鎖骨と重ならないように調節する．透視軸と同じ角度で（針が点に投影されるように）第1肋骨の中点に針を進め，第1肋骨に当てる．その位置で逆血のないことを確認して薬液を注入する．中斜角筋が造影されれば確実なブロック効果が得られる（図5）．

●合併症

　X線透視下で第1肋骨から針を外さなければ気胸は起こりえない．血管穿刺による血腫，局所麻酔薬中毒，神経穿刺による神経損傷，造影剤に対するアレルギーなどには注意が必要である．

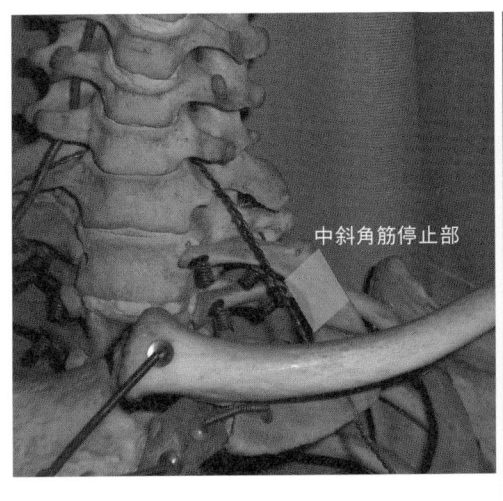

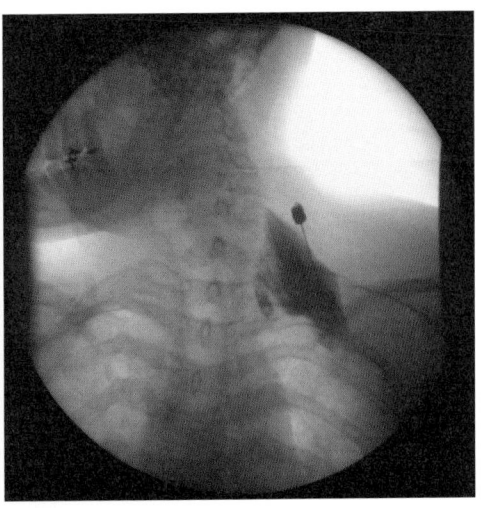

図5　X線透視下腕神経叢ブロック

> 鍼療法

2. 腕神経叢刺鍼

1) 腕神経叢刺鍼とは

　腕神経叢は，C5〜T1の前枝が腕神経叢を形成し，上肢に至る走行上の3カ所で絞扼をきたしやすい．①前・中斜角筋隙を鎖骨下動脈とともに走行する部位，②鎖骨と第1肋骨（肋鎖間隙）間，③烏口突起下端部，さらに烏口突起下を走行し，腋窩神経，内側前腕皮神経，筋皮神経，橈骨神経，正中神経，尺骨神経に分枝して上肢に分布する．この神経の走行上，①，②，③では胸郭出口症候群などの絞扼性障害が発生する．この原因となる軟部組織を弛緩させる目的で刺鍼する．

> 適　　応

　上肢の疼痛と循環障害，胸郭出口症候群（斜角筋症候群，過外転症候群，肋鎖症候群）．

2) 腕神経叢刺鍼の実際

①前・中斜角筋隙での腕神経叢の圧迫に対して斜角筋三角部に斜刺で2cm刺鍼する．この部位には経穴：天鼎（てんてい）が相当する（図6）．
②鎖骨と第1肋骨（肋鎖間隙）鎖骨下筋に斜刺で2cm刺鍼する．経穴は気戸（きこ）が相当する（図7）．
③烏口突起の下端で，小胸筋と烏口腕筋の筋緊張部に直刺で2cm刺鍼する．経穴は中府（ちゅうふ）が相当する（図8）．

●使用鍼
40mm・16〜20号鍼（鍼長40mm・鍼径0.16〜0.20mm）

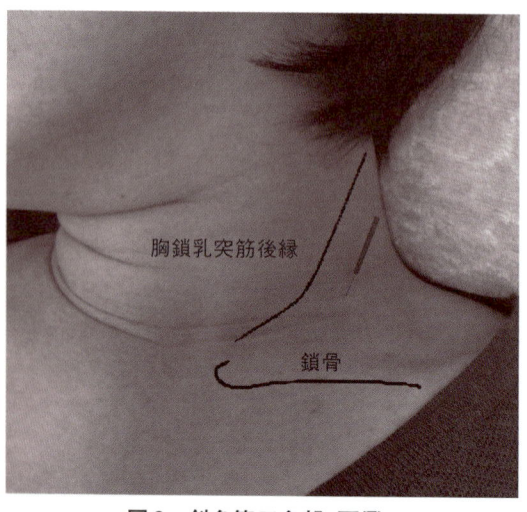

図6　斜角筋三角部：天鼎

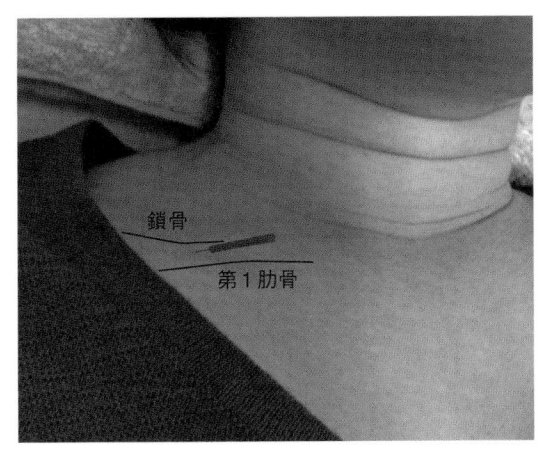

図7　肋鎖間隙：気戸

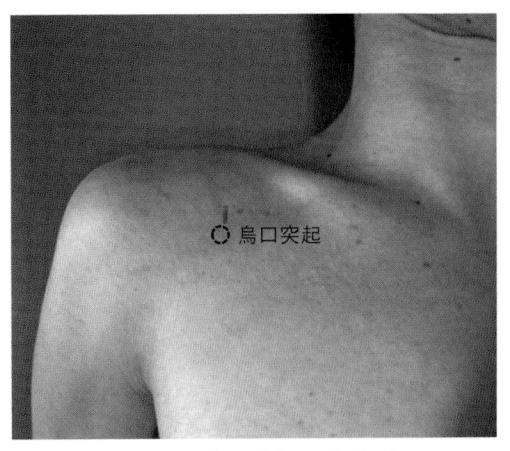

図8　烏口突起下端：中府

手　技

深刺による気胸には十分な注意を要する．また，神経線維を損傷させるような鍼の雀啄，旋撚，回旋（総論**表3**）の手技は避ける．

効果判定

神経・血管走行部の絞扼改善による上肢症状の変化，徒手検査（Morley test, Allen test, Wright test, Eden test）の陽性所見（**図9**）の改善などを判定する．

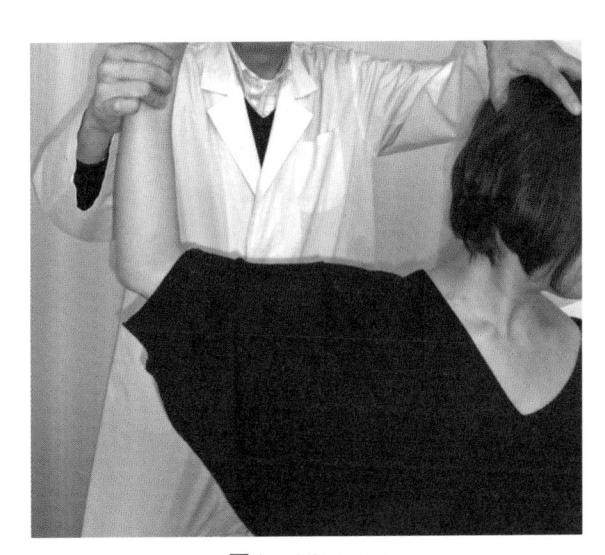

図9　Allen test
陽性の場合は斜角筋症候群を疑う

【文　献】

1) Chan VW：Applying ultrasound imaging to interscalene brachial plexus block. Reg Anesth Pain Med, 28：340-343, 2003.
2) Chan VW, Perlas A, Rawson R et al：Ultrasound-guided supraclavicular brachial plexus block. Anesth, 97：1514-1517, 2003.
3) Chan VW, Perlas A, McCartney CJ, et al：Ultrasound guidance improves success rate of axillary brachial plexus block. Can J Anaesth, 54：176-182, 2007.
4) 細川豊史：私の麻酔法「透視下鎖骨上窩法による腕神経叢ブロック」. Anet, 3（4）：21-23, 1999.
5) 羽尻裕美：透視下腕神経叢ブロック．ペインクリニック, 27：S422-428, 2006.

8　上肢の末梢神経

解剖

●橈骨神経（図1）

　橈骨神経はC5～T1の前枝から起こり，腋下動脈の後側から上腕深動脈とともに上腕骨の後側に達し，上腕骨後面（橈骨神経溝）を螺旋状に外下方に斜走，上腕三頭筋の外側頭と内側頭との間を走行して外側上腕筋間中隔を貫き，上腕筋と腕橈骨筋の間を下降し肘窩に達する．

　前腕で，橈骨神経は浅枝と深枝に分かれる．浅枝は橈骨動脈の橈側に沿って下行し，手背に達する．深枝は腕の後面に出て下降し，後骨間神経となる．

●正中神経（図2）

　正中神経はC5～T1の前枝から起こり，上腕動脈の外側に沿って上腕の内側（内側二頭筋溝）を下行し，上腕のほぼ中央の高さで上腕動脈の前を交差し，動脈の内側を通って肘窩に達する．前腕では円回内筋を貫き，浅指屈筋のすぐ深側を正中線に沿って下行し，手根部から手掌に達する．

●尺骨神経（図3）

　尺骨神経はC8～T1の前枝から起こり，上腕動脈の内側に沿って走るが，肘部で内側上腕筋間中隔を貫いて後側に向かい，下部では上腕骨の内側上顆のすぐ後ろ（尺骨神経溝）を走る．前腕に達すると，尺骨動静脈の内側に沿って下行し手根部から手掌に達する．

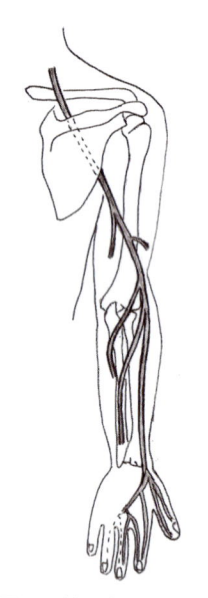

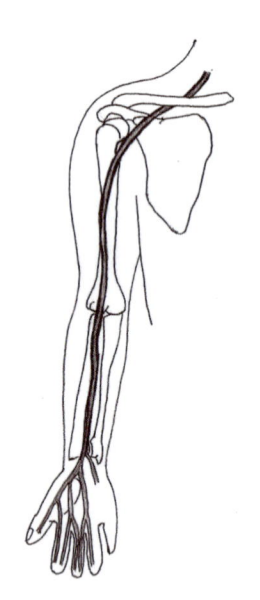

図1　橈骨神経の走行　　図2　正中神経の走行　　図3　尺骨神経の走行

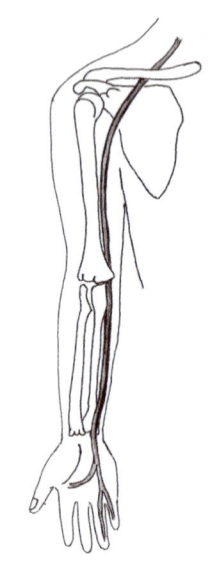

神経ブロック

1．上肢の末梢神経ブロック

1）上肢の末梢神経ブロックとは

　上肢の神経のほとんどは腕神経叢からの枝であり，その終末枝である正中，橈骨，尺骨神経は上腕，前腕で個別にブロックすることができる．超音波画像を用いて行うブロックでは，いずれの神経も同定が比較的容易であり，表皮に近い部位ではブロック針も描出しやすいため，安全に施行できる．

適　　応

- 上肢の各神経領域の疼痛性疾患の治療
- 疼痛の原因となる神経の鑑別のためのテストブロック
- 上肢の手術麻酔または術後鎮痛
- 腕神経叢ブロックの効果不十分な場合のレスキューブロック等が挙げられる．

2）上肢の末梢神経ブロックの実際

● 必要器具・薬剤
① 10mlもしくは5mlシリンジ
② 局所麻酔薬：1％リドカインもしくはメピバカイン
③ 25Gまたは26G注射針（エコーガイド下神経ブロックの場合）
④ リニア接触子または小型リニア接触子，超音波用ゼリー，滅菌カバー
⑤ ショートベベルの50～60mm神経ブロック針

手　　技

（1）一般的な手技

　目的とする神経に最短距離で行けるように，また穿刺針を刺入しやすいように体位を適宜定める．刺入部位に皮膚消毒を行う．

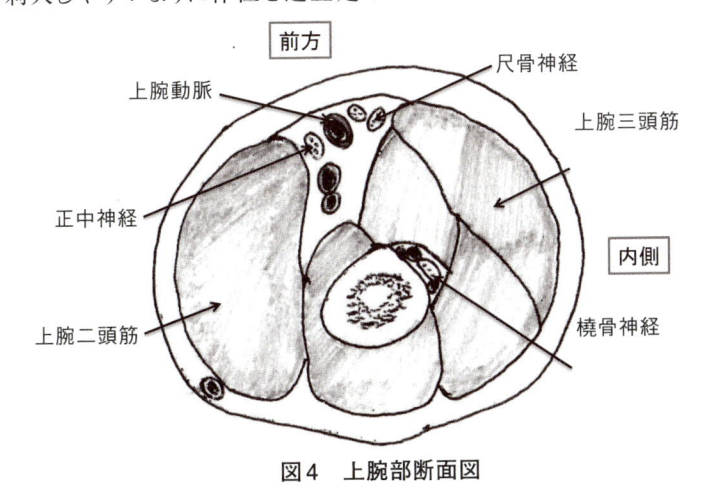

図4　上腕部断面図

①上腕部でのブロック（図4）

橈骨神経：手を伸展させ，上腕骨の外側上顆より8～10cm上方から垂直に刺入し，針先が上腕骨の直前で放散痛が得られた所で局所麻酔薬を2～5ml注入する．

正中神経：手を体幹に直角となるように外転させ，上腕内側の中間で上腕動脈の拍動を触知し，その前方から皮膚に対して垂直に刺入する．正中神経に達して放散痛が得られたら，局所麻酔薬を2～5ml注入する．

尺骨神経：手を体幹に直角となるように外転させ，上腕内側の中間で上腕動脈の拍動を触知し，その下方から皮膚に対して垂直に刺入する．尺骨神経に達して放散痛が得られたら，局所麻酔薬を2～5ml注入する．

この部位では正中神経と尺骨神経は互いに近くを走行しているので，両方ともブロックされることが多い．

②肘部でのブロック（図5-A）

橈骨神経：上肢を伸展させ，上腕骨の内側上顆と外側上顆を結ぶ線上で，上腕二頭筋腱の外側約2cmから刺入し，約2cmの深さで放散痛が得られたら局所麻酔薬を2～5ml注入する（図5-B）．

正中神経：上肢を伸展させて，上腕骨の内側上顆と外側上顆を結ぶ線上で上腕動脈の内側から針を刺入して，約0.5～1cmの深さで放散痛が得られたら，局所麻酔薬を2～5ml注入する（図5-C）．

尺骨神経：関節を屈曲させて尺骨神経溝を確認し，同部位に針を刺入する．放散痛が得られたら局所麻酔薬を1～3ml注入する．

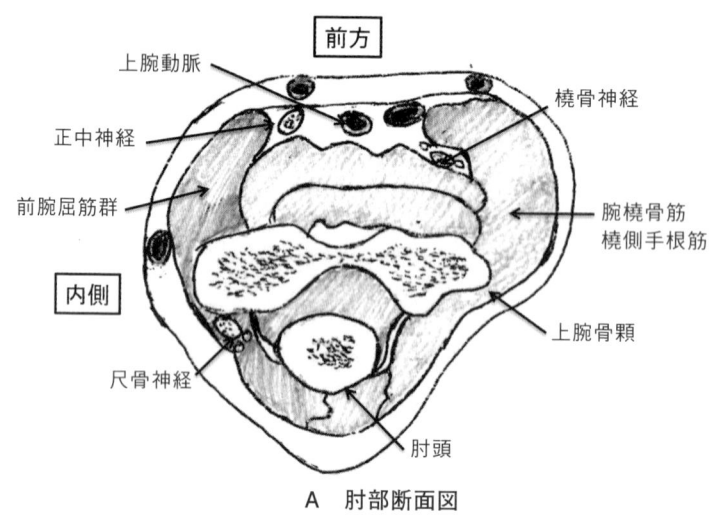

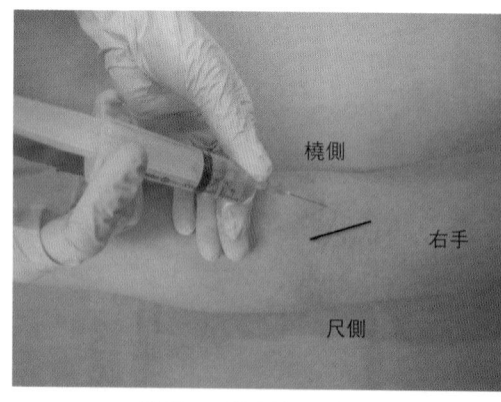

A　肘部断面図

B　肘部での橈骨神経ブロック
（実線：上腕二頭筋腱）

C　肘部での正中神経ブロック
（実線：上腕静脈）

図5　肘部での断面図と神経ブロック

③手根部でのブロック（図6-A）

橈骨神経：橈骨茎状突起の約2cm中枢側の皮下に局所麻酔薬を扇状に浸潤する（図6-B）．

正中神経：橈側手根屈筋腱と長掌手根屈筋腱の間から針先を刺して，皮下に局所麻酔薬を1～3ml注入する（図6-C）．

尺骨神経：拳を握らせて尺骨手根屈筋腱を確認し，同腱と尺骨動脈との間から針先を刺入して，局所麻酔薬を1～3ml注入する（図6-D）．

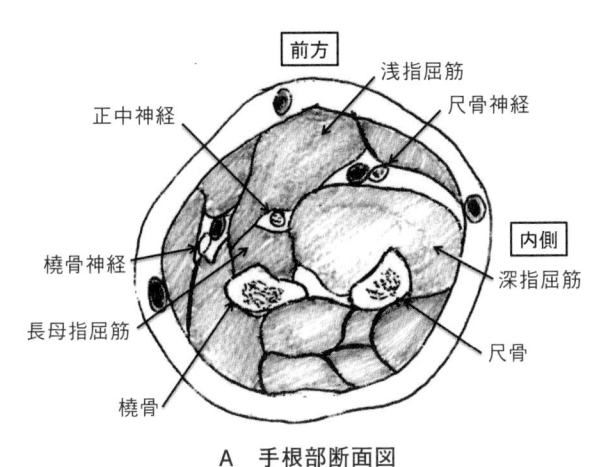

A 手根部断面図

B 手根部での橈骨神経ブロック

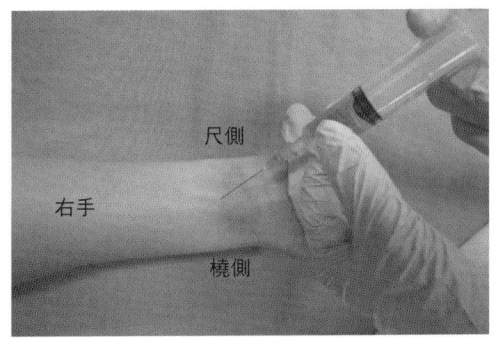

C 手根部での正中神経ブロック

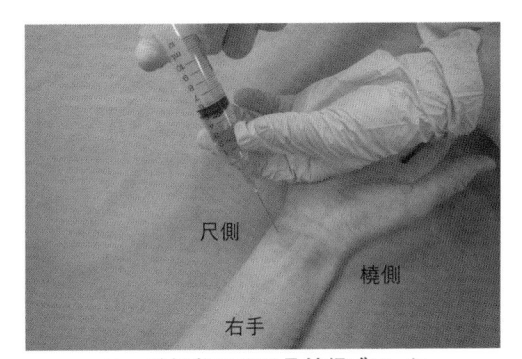

D 手根部での尺骨神経ブロック

図6 手根部での断面図と神経ブロック

(2) 超音波ガイド下ブロック手技

接触子が皮膚に当てやすいように適宜体位を定める．皮膚消毒を行い接触子を当て，目的とする神経が同定できたら，皮膚および皮下に浸潤麻酔を行い穿刺する．超音波画面内に常に穿刺針を描出しながら，針の先端を神経周囲に向けて慎重に進める．針先が目的の神経周囲に到達できたら吸引テストを行い，神経周囲を取り囲むように局所麻酔薬を少量ずつ分割投与する．神経周囲を取り囲むように浸潤すれば確実な効果が得られる．神経の同定のため神経電気刺激を併用してもよい．

①橈骨神経上腕アプローチ（図7-A,B）

接触子を上腕中部付近で外側より上腕骨長軸方向に垂直に当てると，画像上で上腕骨の近辺に橈骨神経が描出される．

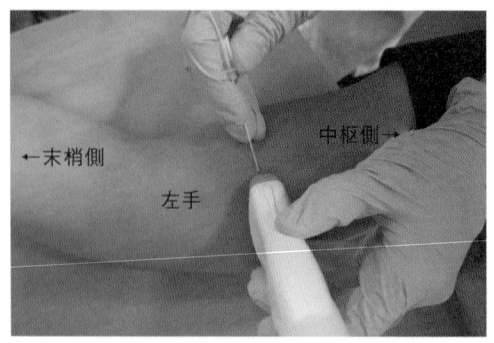

A 橈骨神経ブロック上腕アプローチ

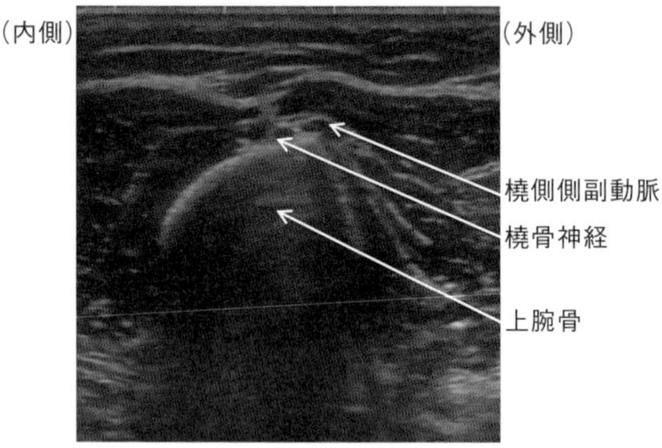

B 超音波画像

図7 橈骨神経ブロック上腕アプローチ

②正中神経・尺骨神経上腕アプローチ（図8-A,B）

上肢を外転させた状態で接触子を上腕上部1/3付近で上腕骨長軸方向に垂直になるように当てる．画像上に拍動する上腕動脈を捉えると，そのすぐ外側に正中神経が，内側に尺骨神経が見つかる．円形の高エコー性陰影に囲まれた蜂窩織状の低エコー性陰影の集合体として描出される．

③正中神経前腕アプローチ（図9-A,B）

接触子を前腕下部1/3付近正中で前腕長軸と垂直に当てると，画像上高エコー性の陰影に囲まれた低エコー性の陰影で，内部が索状構造の3本の腱組織を見つける．その3本の腱組織が交差する付近に正中神経が認められる．

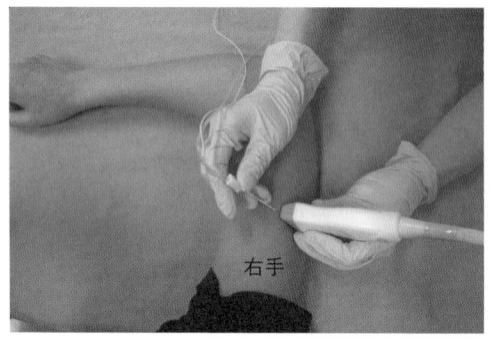

A 正中神経・尺骨神経上腕アプローチ

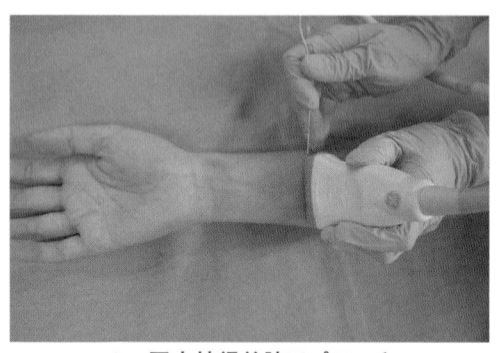

A 正中神経前腕アプローチ

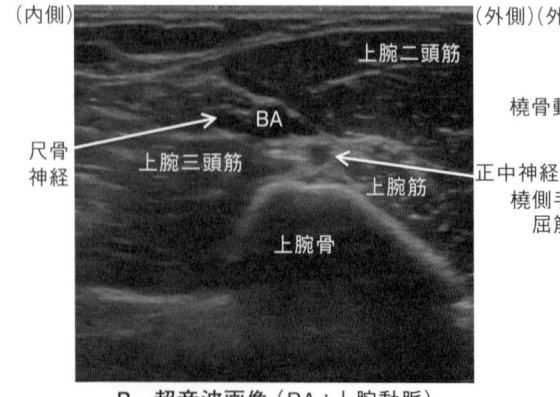

B 超音波画像（BA：上腕動脈）

図8 正中神経・尺骨神経上腕アプローチ

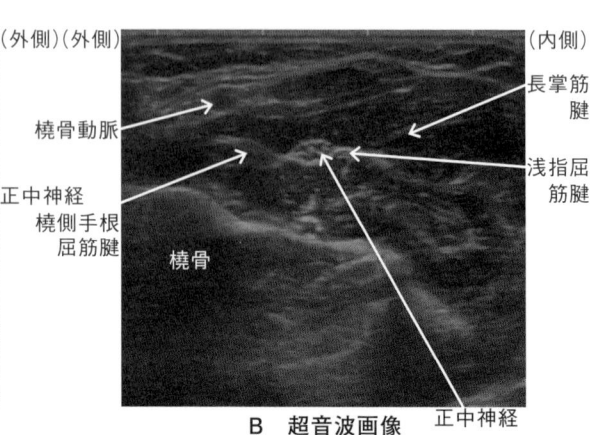

B 超音波画像

図9 正中神経前腕アプローチ

3）合併症

神経損傷，血管穿刺による出血，局所麻酔薬中毒等が挙げられる．

鍼療法

2．正中神経刺鍼

1）正中神経刺鍼とは

　正中神経はC5～T1の前枝から起こり，腕神経叢を形成して鎖骨下を通り上腕動脈と尺骨神経とともに腋窩を走行する．さらに肘関節の円回内筋を貫き，前骨間神経を分枝させ，深指屈筋および長母指屈筋の間を下行して手根部に至る．手根部（手根管）では，長掌筋腱と橈側手根屈筋腱の間を通過して，その筋枝は母指球筋（短母指外転筋，母指対立筋，短母指屈筋）と第1～3虫様筋を支配する（図10）．さらに掌側指神経となり，掌側の母指から環指1/2の皮膚を支配する．この正中神経の走行上で絞扼の原因となる軟部組織の弛緩を目的に神経の近傍に刺鍼する．

適応

絞扼性神経障害，円回内筋症候群，手根管症候群，正中神経麻痺（猿手）．

2）正中神経刺鍼の実際

　肘関節部で円回内筋の圧痛部に直刺で2cm程度刺鍼し，筋緊張が著明であるなら鍼通電を行う（図11）．また，手根管部では長掌筋腱と橈側手根屈筋腱の間に横刺で2cm程度刺入する．経穴は大陵（だいりょう）が相当する（図10）．

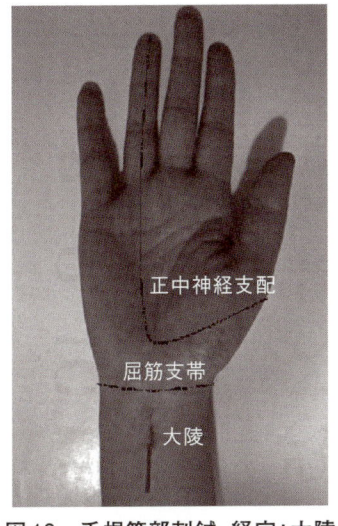

図10　手根管部刺鍼，経穴：大陵

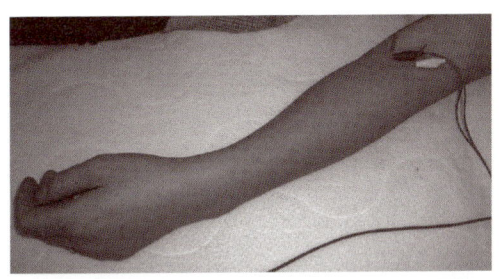

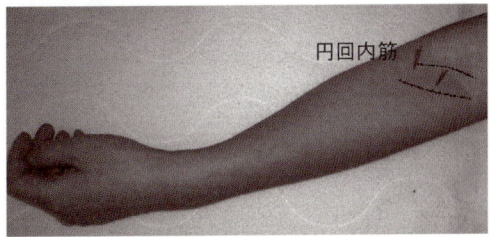

図11　円回内筋刺鍼および鍼通電

● 使用鍼

40mm・18号鍼（鍼長40mm・鍼径0.18mm）．鍼通電を行う場合は，18号鍼以上を使用して周波数（1～5Hz）で10分程度通電する．

手　技

上肢の知覚および運動障害は胸郭出口を含む末梢神経系のほかに中枢神経系の障害を伴っている場合も多く，病的反射，深部腱反射などの神経学的所見を十分に確認する必要がある．また，神経線維を損傷させるような鍼の雀啄，旋撚，回旋（総論**表3**）の手技は避ける．

効果判定

正中神経の絞扼を，Tinelサインや手関節を掌屈するPhalen's testを指標に判定する．また，麻痺症状では母指球や小指球の萎縮が確認できる．

3．尺骨神経刺鍼

1）尺骨神経刺鍼とは

尺骨神経はC8～T1の前枝から起こり，腕神経叢を形成して腋窩神経と橈骨神経に分かれる．尺骨神経は上腕動脈とともに内側上腕二頭筋溝および下部の内側筋間中隔の後側を下り，肘では上腕骨内側上顆の後部の尺骨神経溝（肘部管）に至る．前腕では，深指屈筋や尺側手根屈筋に枝を出しながら下行し，前腕の1/3で，手掌の小指球の皮膚に分布する尺骨神経掌枝が分枝する．

手掌部では，Guyon管を通り，小指の掌側と環指の皮膚知覚を支配する浅枝と，小指外転筋，短小指屈筋，小指対立筋，背側骨間筋，第3・4虫様筋，母指内転筋，短母指屈筋に分布する深枝（運動枝）に分かれる．この尺骨神経の走行上で絞扼の原因となる軟部組織の弛緩を目的に刺鍼する．

適　応

絞扼性神経障害，肘部管症候群，Guyon管症候群，尺骨神経麻痺（鷲手）．

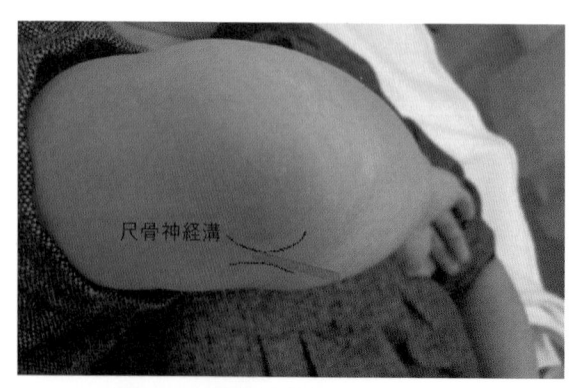

図12　尺骨神経溝刺鍼，経穴：小海

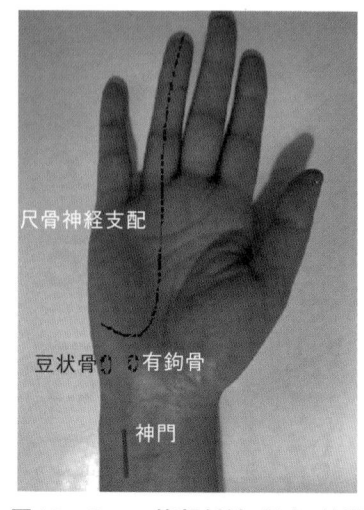

図13　Guyon管部刺鍼，経穴：神門

2）尺骨神経刺鍼の実際

　肘を屈曲して肘頭と上腕骨内側上顆の間（肘部管），尺骨神経溝に横刺で刺鍼する．肘部管には経穴：小海が相当する（図12）．手掌は有鉤骨と豆状骨の間，Guyon管部（橈側は有鉤骨，尺側は尺側手根伸筋腱，豆状骨）を指標に末梢に向かい横刺する．Guyon管には経穴：神門が相当する（図13）．

● 使用鍼
40mm・18号鍼（鍼長40mm・鍼径0.18mm）

手　　技	効　果　判　定
正中神経に同じ．	尺骨神経の絞扼を，Tinelサインや骨間筋の麻痺では萎縮，Froment徴候を指標に判定する．

4．橈骨神経刺鍼

1）橈骨神経刺鍼とは

　尺骨神経はC5〜T1の前枝から起こり，腕神経叢を形成して橈骨神経溝で後前腕皮神経を分枝して下行し，外側上顆の前で浅枝と深枝に分かれる．浅枝は腕橈骨筋腱の下を通過し，母指と母指球の皮膚に分布する外側枝と，母指の背面，第2・3指に分布する内側枝とに分かれる．深枝は回外筋を貫き，前腕後面の伸筋に枝を出しながら下行し，後骨間神経を分枝する．手背，上腕と前腕後側の皮膚，手背橈側の皮膚知覚と上肢伸筋の運動を支配する．この橈骨神経の走行上で，絞扼の原因となる軟部組織の弛緩を目的に刺鍼する．

● 適　　応

　絞扼性神経障害，橈骨神経麻痺（下垂手），テニス肘，腱鞘炎．

2）橈骨神経刺鍼の実際

　外側上顆の前方において長・短橈側手根伸筋の筋溝に直刺する．この部位には経穴：手三里（上腕骨外側上顆より3横指外端）が相当する（図14）．また，圧痛や筋緊張が顕著な場合は長・短橈側手根伸筋に鍼通電を行う（図15）．
　手背では手関節橈側，母指を伸展させて長・短母指伸筋腱の間に形成される陥凹部に5mm斜刺する．この部位には経穴：陽渓が相当する（図16）．
　さらに，橈骨茎状突起より中枢側に約2cmで放散痛の確認できる部位に1cm斜刺する．この部位には経渠が相当する（図17）．

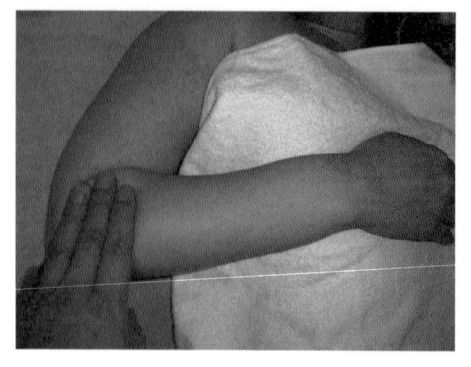

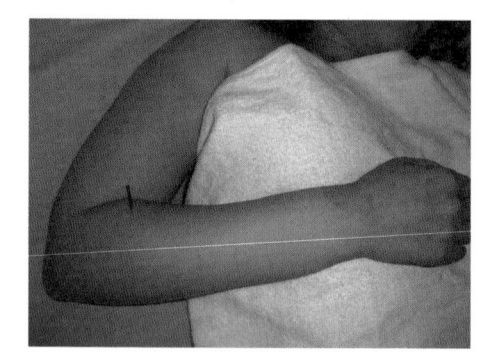

図14　長・短橈側手根伸筋の筋溝（橈骨神経）刺鍼，経穴：手三里

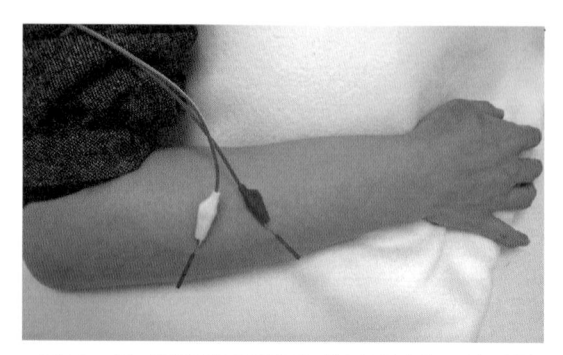

図15　長・短橈側手根伸筋（橈骨神経）の鍼通電

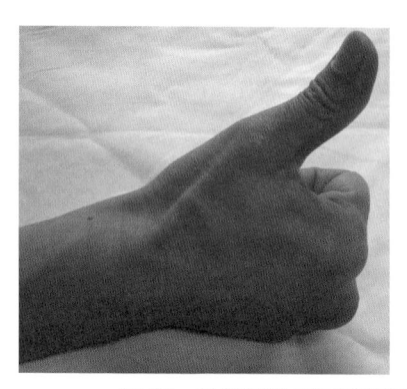

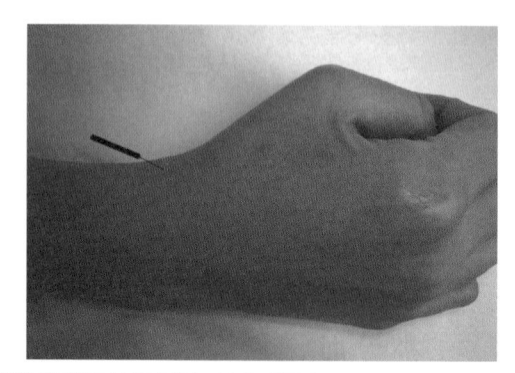

図16　母指基部の陥凹部確認と手関節部橈骨神経刺鍼，経穴：陽渓

橈骨茎状突起

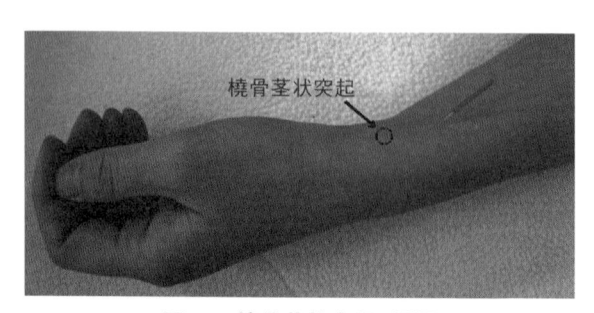

図17　橈骨茎状突起：経渠

● 使用鍼

40 mm・16〜20号鍼（鍼長40 mm・鍼径0.16〜0.20 mm）．鍼通電を行う場合は，18号鍼以上を使用して周波数（1〜5 Hz）で10分程度通電する．

手　　技

正中神経に同じ．

効 果 判 定

橈骨神経の絞扼をTinelサイン，母指の伸展と外転運動の麻痺では下垂手などの所見を確認する．

【文　献】

1) 平沢　興：解剖学．第2巻，金原出版，東京，1982, pp424-447.
2) Gray AT, Schafhalter-Zoppoth I：Ultrasound guidance of ulnar nerve block in the forearm. *Reg Anesth Pain Med*, 28:335-339, 2003.
3) 小松　徹，佐藤　裕，瀬尾憲正，廣田和美・編：超音波ガイド下区域麻酔法．克誠堂出版，2007.
4) 北島敏光：正中神経ブロック，橈骨神経ブロック，尺骨神経ブロック．高崎眞弓・編：麻酔科診療プラクティス12 ペインクリニックに必要な局所解剖，文光堂，東京，2003, pp136-141.
5) 北川眞任，廣田和美：橈骨，正中，尺骨神経ブロック．大瀬戸清茂・編：透視下神経ブロック法，第1版，医学書院，2009, pp283-285.

9 肋間神経

解　剖

●肋間神経

　胸神経は12対あり，椎間孔を出たあと最初の分枝は灰白交通枝で交感神経幹に至り，次いで前枝と後枝に分かれる．後枝は脊柱起立筋を貫き，近傍の皮膚と筋を支配する．前枝が肋間神経と呼ばれ，運動，知覚の混合神経である．上位11番目までは肋間にあり肋間神経（第3～6肋間神経は典型的な走行をする）と呼ばれるが，特に12番目は最下肋骨の下に位置するので肋下神経と呼ばれる．

　肋間神経は，上肋横靱帯の前面を横切り肋骨間隙に現れ，内・外肋間筋の間で，肋骨下縁の肋骨溝の中で肋間動静脈と神経血管鞘を形成する．通常，頭側から静脈・動脈・神経の順で走行するが，種々の変異があり，しかも腹側に進むにつれて肋間隙の中央に近づく．このように肋間神経が必ずしも肋骨下縁に存在しないことが，肋間神経ブロックが不確実になる原因の一つになっている[5]．

　肋間神経は，前・中腋窩線付近で筋枝と外側皮枝を出し，外側皮枝は中腋窩線付近より出て皮膚に達したのち，前方と後方に分かれる．最後に胸腹部の正中近くで皮膚に達する前皮枝となり，胸腹部の前面を支配する．

　また，肋間腔を構成する組織は，背側から腹側の間で同一ではない．ブロックに適した肋骨角部での構成は，胸腔側が壁側胸膜と最内肋間筋，背側が外肋間筋と内肋間膜（もしくは内肋間筋），頭側と尾側が肋骨である．肋間神経・動静脈が走行するのは，triangular spaceと呼ばれる肋骨溝・最内肋間筋・内肋間膜で形成された空間である[2]（図1, 2, 3）．

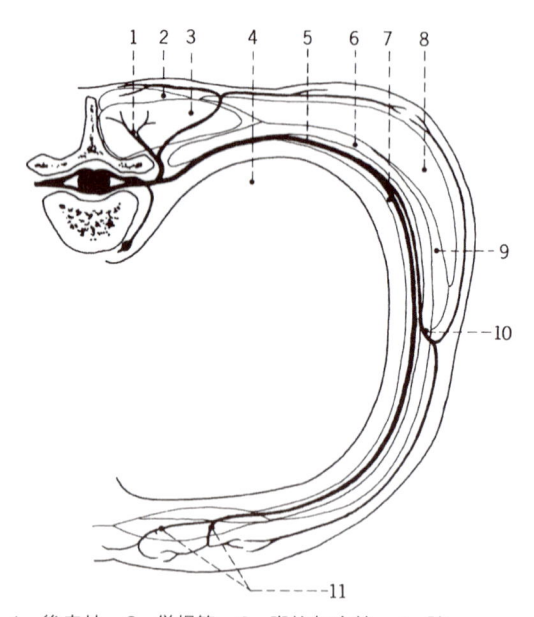

1. 後皮枝　2. 僧帽筋　3. 脊柱起立筋　4. 肺
5. 肋間神経　6. 外肋間筋　7. 内肋間筋　8. 広背筋
9. 前鋸筋　10. 外側皮枝　11. 前皮枝

図1　肋間神経の走行（文献1より引用）

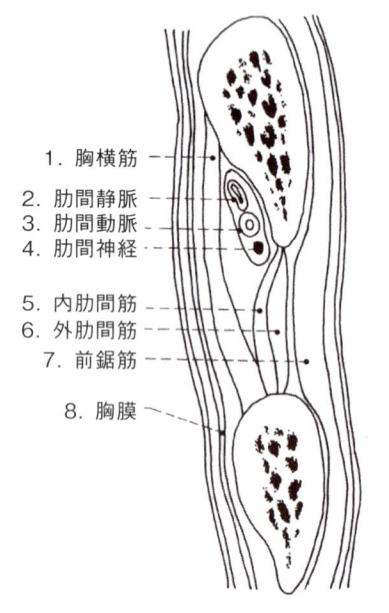

1. 胸横筋
2. 肋間静脈
3. 肋間動脈
4. 肋間神経
5. 内肋間筋
6. 外肋間筋
7. 前鋸筋
8. 胸膜

図2　肋間神経縦断図（文献1より引用）

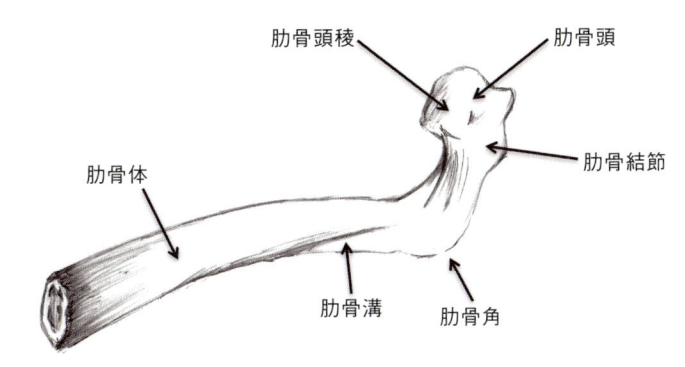

図3 第7肋骨（内側面）

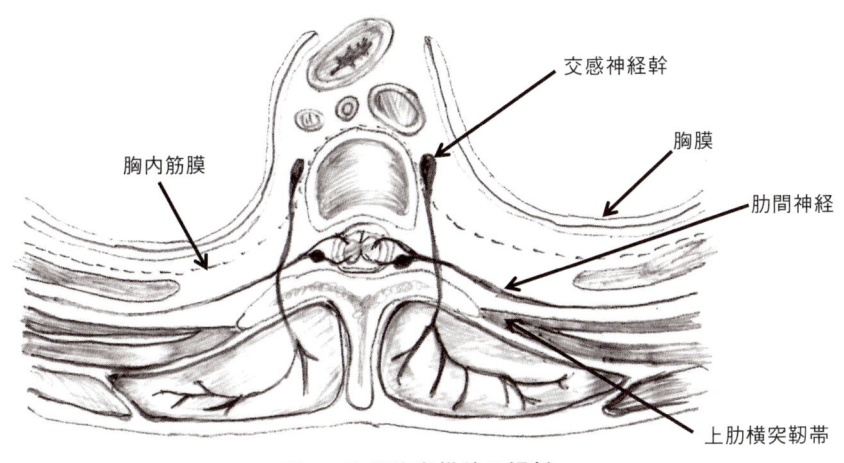

図4 胸部傍脊椎腔の解剖

● 胸部傍脊椎

　胸部傍脊椎腔は前方を壁側胸膜，内側を胸椎椎体もしくは椎間板，後方を上肋横突靭帯で囲まれた楔形のスペースであり，椎間孔から出た脊髄神経と胸椎後方側面にある交感神経幹が存在する（図4）．

神経ブロック

1．肋間神経ブロック

1）肋間神経ブロックとは

　前胸部・胸背部の疼痛治療などに対し施行されるブロックで，簡便であり気軽に行われることが多いが，肋間神経の走行と他臓器との位置関係より種々の合併症を起こすことも知られている．

適応

　胸腹部の手術時の麻酔および術後痛，肋骨骨折などの外傷性疼痛，帯状疱疹痛，悪性腫瘍の肋骨転移痛などに用いられる．また，腹壁の疼痛は肋間神経ブロックで軽減されるので，体性痛と内臓痛の鑑別にも利用できる．

2）肋間神経ブロックの実際

● 必要器具・薬剤
① 25G 2.5cm針，もしくは27G 1.9cm針
② 5mlもしくは10mlシリンジ
③ 局所麻酔薬：0.5〜2% キシロカインもしくはメピバカイン，0.75% ロピバカイン
④ 神経破壊薬使用時：5〜10%フェノール水，99.5%アルコール，1%ジブカイン

手　　技

体　位
①腹臥位
　胸腹部の下に枕を入れ，両腕は前方にして肩甲骨が開くようにすると肋骨角が触れやすくなる．
②側臥位
　ブロック側の腕を前上方に，もしくは枕を抱えるようにする．

　ブロックする神経が通過する肋骨の下端を確認し，針を皮膚に垂直もしくはやや頭側に傾けて刺し，肋骨下縁に軽く触れる点まで進める（bony touch）．次いで，やや針を浮かし，皮膚および軟部組織を尾側に移動させ，肋骨表面に対して少しずつ針先を当てながら肋骨下縁へ動かす（walking）．肋骨下縁を3〜5mmすべらすように進めると神経血管鞘を穿刺し肋間溝に入る．吸引して空気や血液の逆流がないことを確かめてから，局所麻酔薬を注入する．

　肋間神経造影による報告では，1mlで刺入点から中枢側・末梢側に拡がり，2mlでは中枢側の拡がりが傍椎体部に達し，3mlでは2椎体にわたる拡がりを示すという[2,3]．このため注入薬液量は1ml，多くとも2ml以下とするのが望ましい．

　ベベルの向きに関しては，確実に肋間溝に注入するためには，ベベルを頭側に向けた方がよい[2]．

　肋間神経ブロックの最も適したブロック部位は肋骨角である．その理由として，最も皮膚表面の近くにあるため触れやすく，肋骨も厚く，肋骨溝が広くて太く肋骨下縁から胸膜まで8mmあるため，気胸が起こりにくいからである．

3）合併症

①気　胸
　針が深く刺入され肺実質を損傷したとき，気胸発生につながる[6]．発生率は0.09%とされている[11,12]が，無症候性の気胸は0.42%との報告もある[7]．一般には細い針を用いたブロックでは臨床的に問題となる気胸を起こすことは少ない．

②局所麻酔薬中毒
　肋間神経ブロックは他の神経ブロックに比べ肋間動静脈誤注により局所麻酔薬の血中濃度が上昇しやすく，局所麻酔薬中毒を生じやすい[8]．

③呼吸障害
　肋間神経ブロックによる肋間筋麻痺のため，呼吸障害をきたす可能性がある[4]．

④脊椎麻酔・全脊椎麻酔・硬膜外麻酔
　穿刺針が椎間孔を越えたり，肋間神経の硬膜鞘を貫いたり，神経周膜周囲に刺入されたりすることで，くも膜下腔ブロック・硬膜外ブロックになることがある．疼痛治療に用いる薬液量では全脊椎麻酔に至ることはほとんどない．

⑤血管損傷
　穿刺針が肋間動静脈を損傷することにより起こる．特に抗凝固薬を使用中の患者では血腫を形成したという報告もあり[9]施行前の確認などが必要である．

⑥低血圧
　注入した局所麻酔薬が交感神経幹付近まで拡がり，胸部交感神経遮断，交感神経心臓枝の遮断が起こり，低血圧をきたすと考えられている[2,10].
⑦Horner症候群
　広範囲の交感神経節ブロックにより起こると考えられる[4].
⑧予期しない広範囲ブロック
　局所麻酔薬の浸潤が広範囲に拡がることで上下数分節にわたる無痛域が出現する[4].
⑨神経炎
　神経破壊薬のアルコールにより生じる可能性が高い[6].

⑩腹腔内穿刺・腹部内臓穿刺
　下部肋間神経領域でのブロック時に腹部臓器を損傷する可能性がある.
⑪脊髄梗塞
　起こりうる最も重篤な合併症であり，神経破壊薬の血管損傷・血管内注入により生じうる[1].

2．胸部傍脊椎ブロック

1）胸部傍脊椎ブロックとは

　胸部傍脊椎腔に局所麻酔薬を投与し，片側のみの脊髄神経と交感神経をブロックする．硬膜外ブロックと同等の鎮痛効果が得られ，効果持続時間も長く，血圧低下や排尿障害などの副作用は少ない．しかし，薬剤を投与する部位の直下に胸膜が存在するため，気胸発症の危険性を伴い，従来の抵抗消失法によるブロックは非常に難しく実際あまり行われていなかった．近年の超音波技術の進歩によりエコーガイド下に施行する方法が考案され，より安全，確実なブロックが可能となった．ここではエコーガイド下の胸部傍脊椎ブロックについて述べる．

適応

- 帯状疱疹痛・帯状疱疹後神経痛
- 開胸術後痛
- 肋骨骨折
- 乳腺手術，開胸手術，腎臓・尿管手術時の鎮痛

2）胸部傍脊椎ブロックの実際

● 必要器具・薬剤
① 20G Tuohy針もしくはブロック針
② ディスポーザブル注射器（10mlもしくは5ml）
③ 局所麻酔薬：1％リドカインもしくはメピバカイン
④ 0.5％クロルヘキシジン液消毒綿
⑤ 超音波機器：高周波リニアプローブ

手技

　腹臥位，もしくはブロック側を上にした側臥位とする．目的とするレベルの棘突起を確認し，そのすぐ外側に棘突起に平行に（棘突起に添えるようにして），まず，皮膚面に対して垂直にプローブを当てる．そこから少しビーム面を外側に傾ける（胸膜に対してビーム面が垂直になるように）と，横突起，胸膜が描出される（図5，6）．その時点で皮膚から胸膜までの距離を確認しておき，穿刺時に針の深さの参考とする．

　針の穿刺は交差法で行う．超音波画像上に目的とするレベルの横突起を描出し，その尾側に描出された胸膜を画面の中心にもってくる．刺入点はプローブの中心の外側，約2.5 cmの点とする．

　刺入点に局所麻酔を浸潤させ，まずは皮膚に対して浅めの角度でブロック針を刺入し，針先が画面上に現れるまで慎重に進め，位置を確認する．針先が超音波画像上に現れたらそれ以上針を進めてはいけない．方向が正しければ，いったん針を引き抜き，さらに角度をつけて刺入する．同様に，針先の位置を確認しながら徐々に深くしていき，針先を上肋横突靱帯より深く壁側胸膜より手前に位置させる．

　針の穿刺角度が急になると針先の位置確認が困難になってくるが，周囲の組織の動きや靱帯を穿刺するときの抵抗，あらかじめ測定しておいた胸膜までの深さを参考にしながら慎重に針を進めることが肝要である．針が胸膜の直上に位置すると，針の細かな動きで胸膜が押されて動くのが確認できる．

　吸引試験を行い血液の逆流がないことを確認し，ゆっくりと局所麻酔薬を少量注入する．局所麻酔薬の広がりを確認し，上肋横突靱帯より上方であればさらに針を深く進める．適切な場所に針先があれば胸膜が局所麻酔薬の広がりに押されて下方へ下がる像が確認できる．

　ブロック終了後は30分間ベッド上安静とする．

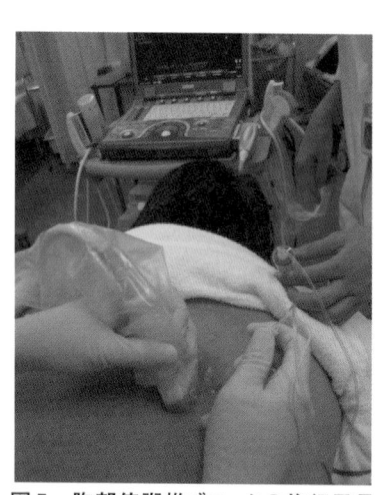

図5　胸部傍脊椎ブロックの施行風景

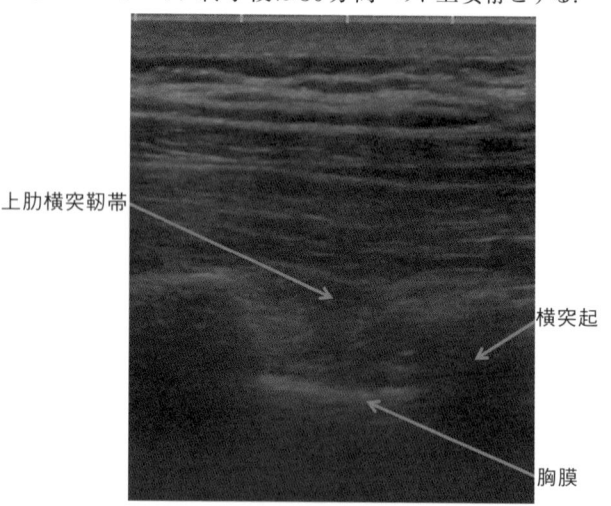

図6　超音波画像

3）合併症

①気　胸

　深く穿刺しすぎると胸膜を穿刺する可能性がある．針先をしっかり描出し慎重に針を進めることと，あらかじめ胸膜までの深さをエコーで確認し，針を深く進めすぎないように注意することで防ぐことができる．胸膜を穿刺しても必ずしも気胸が生じるわけではない．

②血圧低下

　交感神経をブロックすることで生じうるが，硬膜外ブロックと比べれば片側のみのブロックであるため軽度であることが多い．

③硬膜外ブロック，くも膜下ブロック

　穿刺針を内側へ向けると起こりうる．

鍼療法

3. 肋間神経刺鍼

1）肋間神経刺鍼とは

　胸神経のT1〜T11までの前枝は，肋骨間で肋間神経として運動と知覚を支配する．知覚枝は前鋸筋の前縁で，皮膚に外側皮枝を出して前枝および後枝に分かれ，次に，胸骨の内端で前皮枝を出して，同様に前側枝および後側枝に分かれる．肋間神経は肋間筋群による圧迫を受けやすく，肋間神経痛の原因となる軟部組織を弛緩させる目的で肋間神経の近傍に刺鍼する．

適　　応

　肋間神経痛，開胸術後疼痛，胸部帯状疱疹後神経痛．

2）肋間神経刺鍼の実際

　肋間神経の走行を考慮した刺鍼を行う必要がある（図7）．図に示すように，肋間神経の走行は胸部の脊髄神経より後枝と前枝に分かれ，後枝は内側枝と外側枝（脊柱点：**A** 棘突起の外方約3cm）として背筋群を支配し，背部の皮膚知覚は後枝の外側枝（背外点：**B** 横突起の外方約3cm）が支配する．前枝は肋間神経として胸郭内側で肋間筋内方を走行し肋間神経上群と下群に分かれる．肋間神経上群は胸郭の皮膚に知覚枝を出す外側皮神経（腋窩点：**C** 前腋窩線上）となり，後枝と前枝（乳線点：**D** 乳頭線上）に分かれる．また，肋間神経下群より胸骨外端（胸骨点：**E** 胸骨外端）から前皮枝が出て，前側枝と外側枝に分かれる神経枝に対してAからEの刺鍼点に横刺で20mm程度刺鍼する．

● 使用鍼
40mm・16〜20号鍼（鍼長40mm・鍼径0.16〜0.20mm）

A　脊柱点：棘突起の外方約3cmの部位（脊髄神経後枝）
B　背外点：横突起の外方約3cmの部位（脊髄神経後枝・肋間神経外側皮神経後枝）
C　腋窩点：前腋窩線上の部位（肋間神経外側皮神経）
D　乳線点：乳頭線上の部位（肋間神経外側皮神経前枝・前皮枝外側枝）
E　胸骨点：胸骨外端部（肋間神経前皮枝前側枝・外側枝）

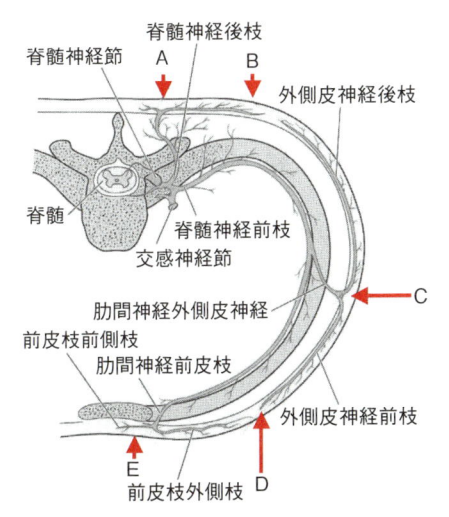

図7　肋間神経の走行と刺鍼点
（「東洋医学を応用した刺激療法の実際」[14]より引用）

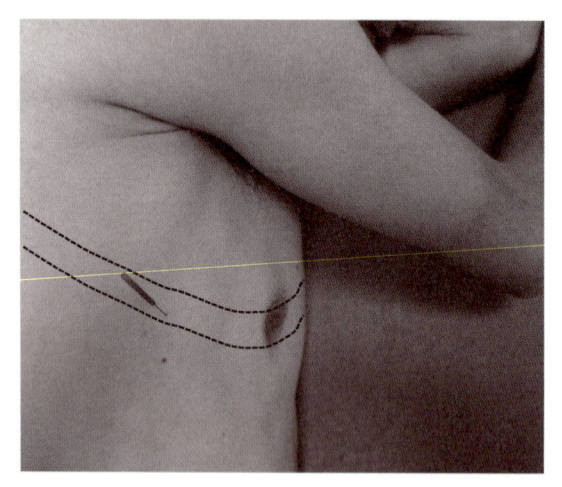

図8 肋間神経外側皮神経（第4・5肋間）刺鍼, 腋窩点

手技

帯状疱疹や開胸術後などで, アロディニア（異常痛）を呈する場合は肋間神経上の刺鍼を避け, 圧痛などが確認できる末梢経穴（合谷-曲池など：総論**図8**）に低周波鍼通電を行い, 内因性鎮痛効果を促す.

注意事項

深刺による気胸には十分な注意を要する. また, 神経線維を損傷させるような鍼の雀啄, 旋撚, 回旋（総論**表3**）の手技は避ける.

効果判定

肋間神経の走行を十分に考慮し, 疼痛を誘発している神経枝に対してポイント刺鍼を行い, 疼痛レベルの変化を確認する.

【文　献】

1) 大瀬戸清茂：肋間神経ブロック. 若杉文吉・監：ペインクリニック―神経ブロック法, 第2版, 医学書院, 2000, pp92-95.
2) 岡田　弘, 中山裕人, 相澤　純・他：肋間神経ブロック. ペインクリニック, 18：328-334, 1997.
3) 岡田　弘：Ⅱ. 脊髄神経ブロック-13. 肋間神経ブロック. ペインクリニック, 27：S449-456, 2006.
4) 佐伯　茂：肋間神経ブロックの合併症とその対策. ペインクリニック, 22：482-490, 2001.
5) 平川奈緒美, 十時忠秀, 荒木和邦：肋間神経ブロックに必要な解剖学. ペインクリニック, 24：89-96, 2003.
6) Moore DC：Regional Block. Springfield, Charles C Thomas, 1979, pp123-242.
7) Moore DC, Bridenbaugh L：Pneumothorax：Its incidence following intercostal nerve block. *JAMA*, 182：1005, 1962.
8) Scott DB, Jebson PJR, Braid DP, et al：Factors affecting plasma levels of lignocaine and prilocaine. *Br J Anaesth*, 44：1040-1049, 1972.
9) Nielsen CH：Bleeding after intercostal nerve block in a patient anticoagulated with heparin. *Anesthesiology*, 71：162-164, 1989.
10) 藤本啓子, 磨田　裕, 沼田克雄：開胸術中の肋間神経ブロックによる血圧低下. 麻酔, 33：1119-1121, 1984.

11) Moore DC, William WH, Scurelock JE：Intercostal nerve block：a roentogenographic anatomic study of technique and absorption in humans. *Anesth Analg*, 59：815-824, 1980.
12) Moore DC：Intercostal nerve block：spread of india ink injected to the rib's costal groove. *Br J Anesth*, 53：325-329, 1981.
13) 齋藤洋司, 原かおる, 佐倉真一：胸部傍脊椎ブロック. 大瀬戸清茂・編：透視下神経ブロック法, 医学書院, 2009, pp291-293.
14) 石丸圭荘・編：東洋医学を応用した刺激療法の実際. 医歯薬出版, 2008, pp90-93.

10　肩甲上神経

> 解　剖

　肩甲上神経は，棘上筋，棘下筋を支配する運動枝，肩関節およびその周辺の知覚を支配する知覚枝，交感神経線維を含む混合性神経であり，その線維はC4，5神経根由来で，腕神経叢の上神経管に達し，そこから分岐する．そして，肩甲切痕を通り棘上窩に入り，棘上筋をさらに肩甲棘の外側を下り棘下窩に入り，棘下筋を支配している．また，知覚枝は肩関節や肩鎖関節およびその周辺組織や皮膚などに分布している．詳細は後述するが，肩甲上神経ブロックのMoore法は肩甲上神経を肩甲切痕で，簡便法は棘上窩に局所麻酔薬を貯留させて浸潤ブロックする方法である（図1）．

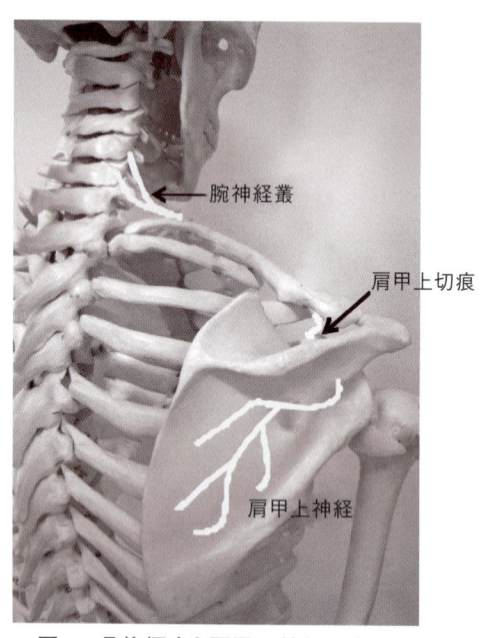

図1　骨格標本と肩甲上神経の走行

> 神経ブロック

1．肩甲上神経ブロック

1）肩甲上神経ブロックとは

　肩甲上神経ブロックは，肩関節およびその周囲の痛みに対して有効なブロックの一つである．その効果の有無は，疼痛の原因が頸椎症による痛みか肩関節に原因があるのかの鑑別に有用であり，星状神経節ブロック，硬膜外ブロック，腕神経叢ブロック，頸部神経根ブロック，腋窩神経ブロック，肩峰下滑液包内注入，肩関節内注入などの他のブロックと併用したり，症状に応じて使い分けることで，肩の痛み治療の中で重要な役割を果たす．外来で比較的安全，簡便に施行できるという点でも，非常に有用なブロックの一つであると言えよう．肩甲上神経ブロックにはMooreの方法と簡便法があるが，現在は多くの施設で簡便法が行われている．

適　応

- 肩関節周囲炎，インピンジメント症候群，外傷，絞扼性神経障害，癌性疼痛（骨転移痛など）．
- 診断的ブロック：疼痛が頸椎症によるものか肩関節由来かの鑑別に有用．
- 運動療法の補助．

2）肩甲上神経ブロックの実際

必要器具・薬剤
① 23G 6cmカテラン針
② ディスポーザブル注射器（10mlもしくは5ml）
③ 局所麻酔薬：1％リドカインもしくはメピバカイン
④ 0.5％クロルヘキシジン液消毒綿

手　技

(1) Mooreの方法

患者を坐位とし，両手を膝の上にのせる．肩甲棘を確認し，①肩峰先端から肩甲骨縁まで棘上縁に沿って線を引く．②この線を二等分する点を通り，脊柱に平行に線を引く．③この交点から①と②の外上方角の二等分線を引き，④交点から2.5cm離れた点を刺入点とする．皮膚を0.5％クロルヘキシジン液にて消毒した後，刺入点から皮膚に垂直にブロック針を穿刺し，骨（棘上窩）に当たるまでゆっくりと進める（皮膚面から3〜5cmの深さで棘上窩に達する）．骨に当たったら少し引き抜き，内前方にある肩甲切痕に進める．吸引テスト後，局所麻酔薬を3〜8ml注入する．（図2, 3）

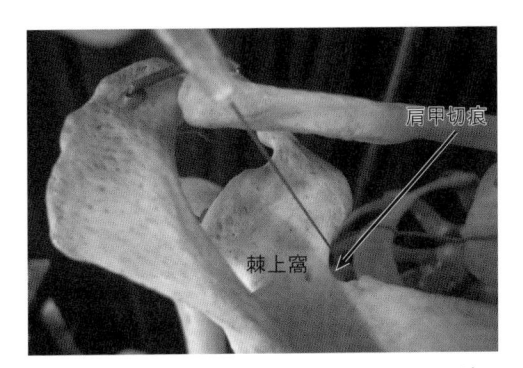

図2　Mooreの方法の骨格標本でのイメージ

(2) 簡便法

利き手と反対側の母指，中指で肩甲棘と鎖骨を挟み込むようにして，肩甲棘と鎖骨の間にできる三角形のくぼみに示指を当て，指先をすっぽりと入れたときの爪の先端中央を刺入点とする．皮膚消毒後，皮膚に垂直にブロック針を穿刺し，棘上窩に当たるまで針を進める．血液の逆流がないことを確認し，局所麻酔薬を3〜8ml注入する（図4, 5）．棘上窩を局所麻酔薬で満たすことが目的であり，針を神経に当てる必要はない．

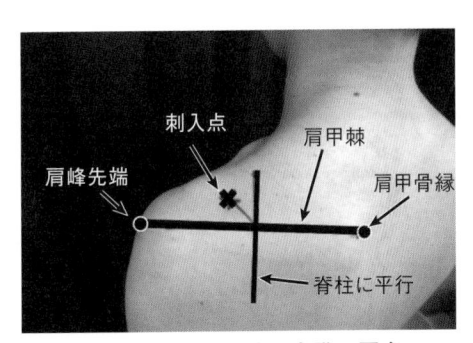

図3　Mooreの方法の実際の写真

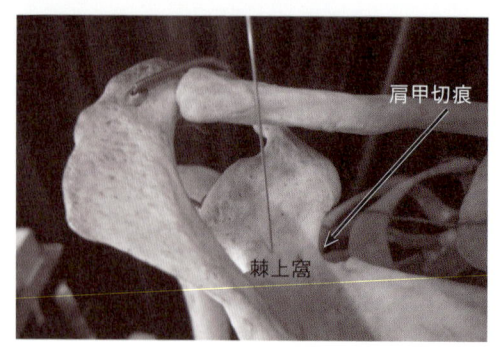

図4 簡便法の骨格標本でのイメージ

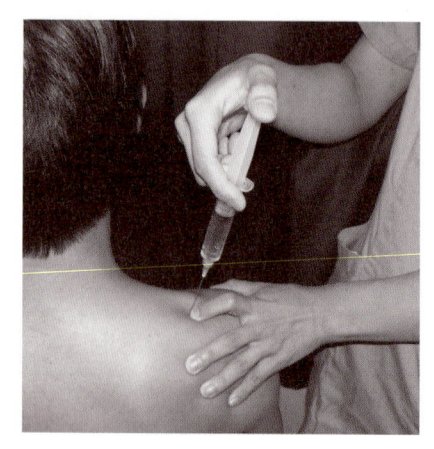

図5 簡便法の実際の写真

> 効果判定・安静

　効果判定は，ブロック後5分程度で痛みが消失すること，上腕の外転，外旋ができなくなる（棘上筋，棘下筋の筋力低下）ことを確認して行う（皮膚支配がないため皮膚面の知覚低下での効果判定はできない）．

　ブロック終了後は30分間ベッド上安静とする．

3）合併症

①気　胸
　針を前方に向けすぎ，深く針を進めると肺を穿刺し，気胸を起こす可能性がある．特にMoore法で無理に肩甲切痕を探り，放散痛を求めるようなことをすると危険である．ただし，23Gのカテラン針を使用していれば重篤な気胸を引き起こすことはあまりなく，脱気を要することは少ない．

②肩甲上神経損傷
　神経を直接穿刺すると発生する可能性がある．この点からも，針を肩甲切痕へ進める方法は推奨されない．

③血管穿刺，局所麻酔薬中毒
　肩甲上神経に沿って走行する肩甲上動静脈を穿刺する危険性がある．

> 鍼療法

2．肩甲上神経刺鍼

1）肩甲上神経刺鍼とは

　肩甲上神経はC5,6神経根（前枝）より起こり，鎖骨上部にて腕神経叢から分枝して，肩甲上切痕部で上肩甲横靱帯の下を走行し，棘上窩に至り，肩関節包の知覚および棘上筋の運動（肩関節の外転運動）を支配し，さらに棘下窩に至り，棘下筋の運動（肩関節の外旋運動）を支配する．知覚・運動・交感神経線維を含む混合神経である（図1）．このことから肩甲上神経刺鍼は，軟部組織の緊張緩和，神経血流の改善など，肩関節に関わる痛みに対する効果的な刺鍼法となる．

適応

肩関節周囲炎，外傷・骨折・脱臼後の肩関節痛，帯状疱疹後神経痛，肩こり．

2）肩甲上神経刺鍼の実際

　神経ブロック点と同様に刺入点を確認する．肩峰外端を確認し，肩甲棘に沿って肩甲骨内縁までに線を引き，その線の中央より2.5cm上方を刺鍼点とする．刺鍼の方向は肩甲上切痕に向かい斜刺で3cm程度刺入する（図6）．

●使用鍼
40mm・18〜20号鍼（鍼長40mm・鍼径0.18〜0.20mm）．鍼通電を行う場合は，18号鍼以上を使用して周波数（1〜5Hz）で10分程度通電する．

手技

　低周波鍼通電：肩甲上神経が走行する肩甲窩の中央には経穴は天宗（肩甲窩中央）が相当し，肩甲上切痕部－天宗（図7），肩甲上切痕部－C5, 6レベル（図8）を結びゲートコントロール作用による低周波鍼通電法も有効である．また，合谷－曲池に低周波鍼通電（総論図8）を加えると，下行性疼痛抑制系を賦活する内因性鎮痛作用の相乗効果が期待できる．

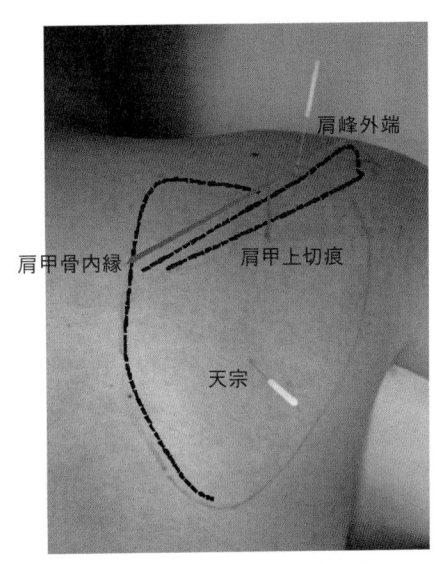

図6　肩甲上切痕刺鍼部位

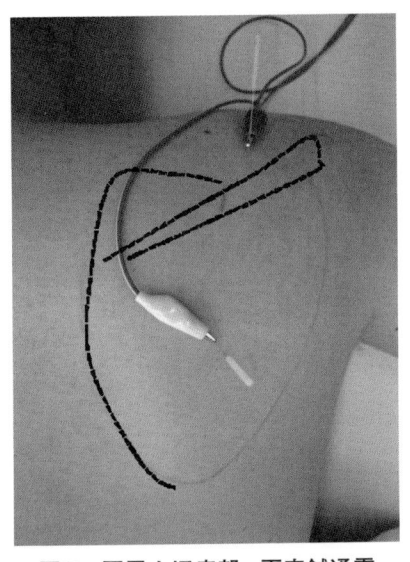

図7　肩甲上切痕部－天宗鍼通電

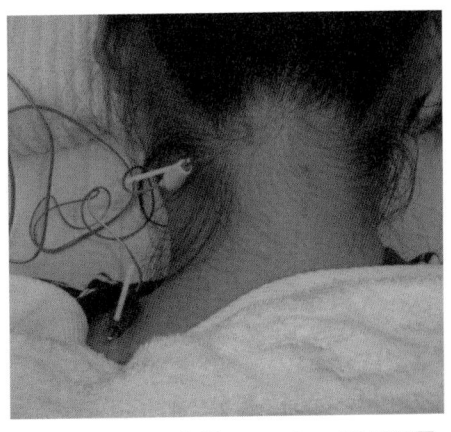

図8　肩甲上切痕部－C5, 6レベル鍼通電

注意事項

　肩甲上切痕を通過して深部に刺鍼されると気胸の危険性があるので，5 cm以上の刺鍼は避ける必要がある．また，雀啄，旋撚，回旋（総論**表3**）の手技は実施しない．

効 果 判 定

　神経ブロック療法と異なり，置針時には肩ROM（外転・外旋）運動低下を確認することはできないが，肩甲上神経領域の圧痛や経穴部の圧痛消退，棘上筋・棘下筋の筋緊張緩和，ROMの改善を確認する．

【文　　献】

1) 大瀬戸清茂：肩甲上神経ブロック．若杉文吉・監：ペインクリニック—神経ブロック法．第2版．医学書院，2000，pp89-91．

11 腰神経叢

解　剖

　腰神経叢はL1〜L3の前枝，L4の前枝の大部分，T12の交通枝からなる（**図1**）．脊髄神経が椎間孔を出た後，大腰筋内を走行し[1]，腰神経叢を形成する．腰神経叢は①腸骨下腹神経（T12, L1），②腸骨鼠径神経（L1），③陰部大腿神経（L1, L2），④外側大腿皮神経（L2, L3），⑤大腿神経（L2〜L4），閉鎖神経（L2〜L4）の6つの神経で構成され，大腰筋内では前筋と後筋の間を走行する（**図2**）．L4腰椎横突起の高さでは，外側から外側大腿皮神経，大腿神経，閉鎖神経の順に神経が近接して走行することが多く，腰神経叢ブロックでは主にこれらの神経をブロックする．

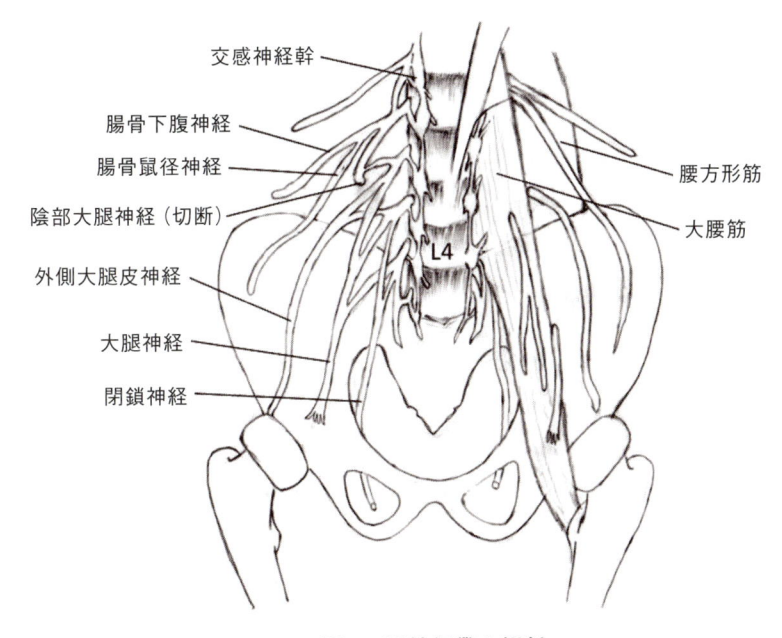

図1　腰神経叢の解剖

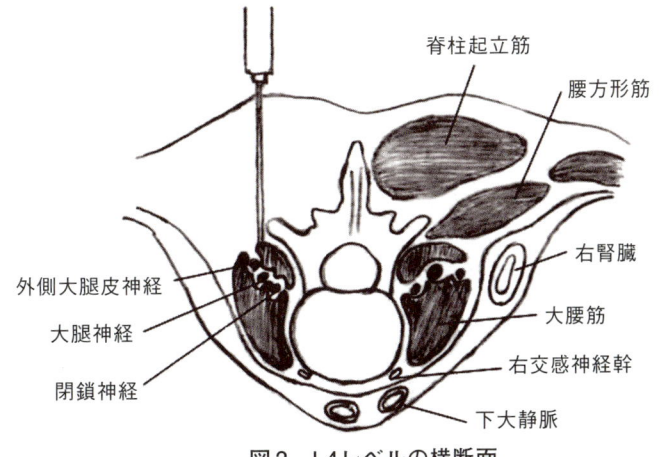

図2　L4レベルの横断面

神経ブロック

1. 腰神経叢ブロック

1）腰神経叢ブロックとは

　腰神経叢ブロックは大腰筋内を走行する腰神経叢の大部分をブロックする手技であり，腰下肢痛，特に片側性の腰痛や大腿部前面の痛みの治療に用いられる．この腰神経叢の後方アプローチは大腰筋筋溝ブロックとも呼ばれ，腰椎手術後や炎症による硬膜外腔の癒着などで硬膜外ブロックが無効な症例や，神経根ブロックの困難な症例にも有用な手技である．

適　　応

- 腰下肢痛，鼠径部痛
- 股関節痛，膝関節痛
- 帯状疱疹
- 末梢血管障害
- 腰部交感神経節ブロック後の神経炎
- 癌性疼痛
- 下肢手術の麻酔と術後鎮痛

2）腰神経叢ブロックの実際

● 必要器具・薬剤

① 23G 6cmカテラン針もしくは21G 10cmブロック針
② 10mlシリンジ，5mlガラスシリンジ（抵抗消失確認用）
③ 局所麻酔薬：0.5〜1％リドカインまたはメピバカイン
④ 超音波装置：2〜5MHzコンベックス（超音波ガイド下ブロック時のみ）
⑤ 0.5％グルコン酸クロルヘキシジン添加80％アルコール

手　　技

（1）抵抗消失法

　患者を側臥位もしくは腹臥位とする．側臥位の場合は患側を上にして，膝をかかえて体を丸める．腹臥位の際は，腹部に枕を置き腰椎の前弯を緩めて棘突起を触れやすくする．L4棘突起より4〜5cm外側を刺入点とする．皮膚を消毒後，ブロック針を皮膚に垂直に挿入し，横突起に針先を進める．横突起に針先が当たったら，いったん針を引き抜き，頭側に向けて横突起を通過するように穿刺する．生理食塩水を満たした注射器をつけて抵抗を確認しながら針先を進めていく．腰方形筋を通過し，抵抗が消失するところが大腰筋筋溝である．大腰筋筋溝は腰椎横突起と腰方形筋の腹側，大腰筋背側の間隙であり，横突起から2cm以内[2]で到達することが多い．血液の逆流がないことを十分に確認し，局所麻酔薬を注入する．1％リドカインを10ml注入することが多いが，高齢

者では長時間歩行困難になることもあるので，局所麻酔薬の濃度を下げるなどの注意が必要である．必要であればステロイド剤を混注する．効果が得られると，ブロック側の下肢，特に大腿前面，下腿内側の痛みの軽減が得られ，下肢末梢血管の循環も改善する．1〜2時間の安静をとり，下肢の脱力がないことを確認して帰宅させる．

(2) 超音波ガイド下ブロック法（図3）

患者を側臥位もしくは腹臥位とする．超音波プローブを脊椎正中線上に置き，L4棘突起の水平面画像を描出する．プローブを正中線からブロック側に平行に4〜5cm移動させ，L4横突起を確認する（図4）．その際，皮膚から横突起までの距離を計測しておくと腰神経叢までの距離を予測しやすい．横突起から腰神経叢までの距離は2cm以下であることが多い．

次に，少し頭側にプローブをずらし，大腰筋を確認する．腰神経叢は大腰筋の後方約1/3付近にやや高エコー性に確認される（図5）．しかし，超音波画像での腰神経叢の描出は困難なことが多い．さらに，プローブの位置を水平方向に外側にずらし，内側に向くように傾ける．皮膚を消毒後，ブロック針をプローブの内側，正中線から4〜5cmの点で皮膚に垂直に刺入する（平行法）．皮膚から腰神経叢までの距離は平均5.5〜7cm[3]で，大腰筋の後方約1/3付近に針を運ぶ．大腰筋と腰方形筋の間である大腰筋筋溝に針先を進めてもよい．血液の逆流がないことを確認し，局所麻酔薬を分割投与する．また刺入点をL3, 4, 5棘突起上縁と変えることによって，薬液の広がる範囲に若干の相違が生じる[3]．

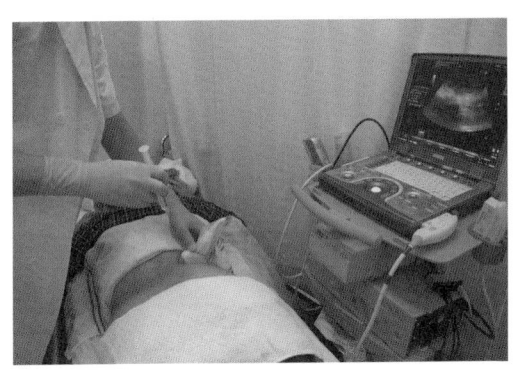

A　全体図 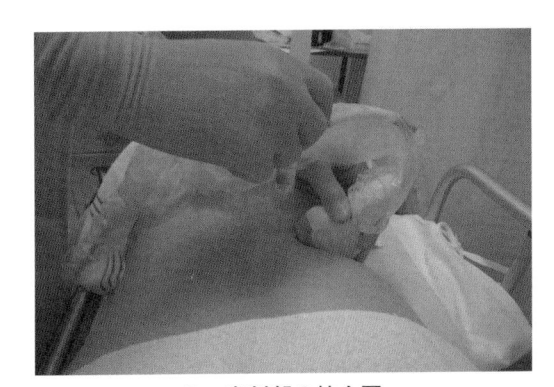　　　　　　　　　　B　穿刺部の拡大図
図3　超音波ガイド下腰神経叢ブロックの体位と穿刺

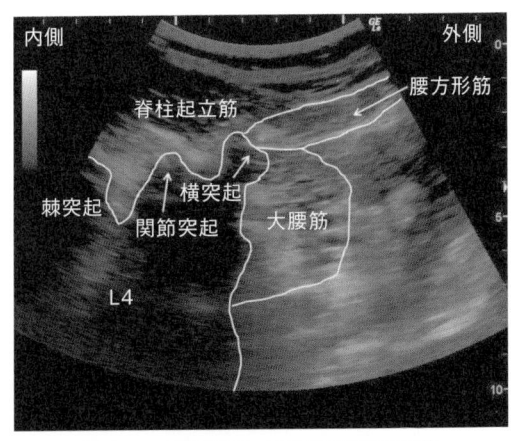

図4　L4横突起レベルの超音波画像 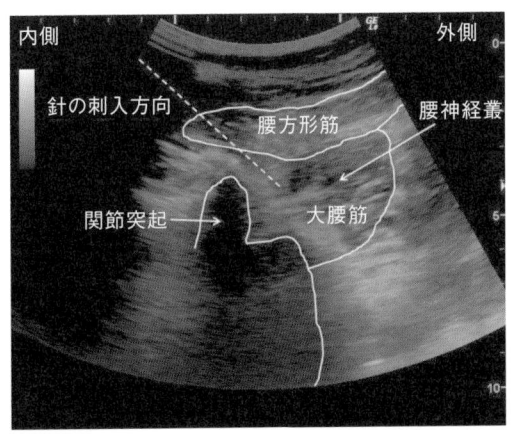　　　　図5　L3〜L4レベルの超音波画像

（3）神経刺激装置の併用

針は絶縁電極ブロック針を用い，大腿四頭筋の収縮が得られるように針先を進めていく．電流の強さ1.5mA，刺激頻度1～2Hz，パルス幅0.1msから始め，電流の強さを0.5mA以下に減少させても大腿四頭筋の収縮が得られるところで，局所麻酔薬を注入する．

3) 合併症

①くも膜下穿刺，硬膜外穿刺
ブロック針を内側に向けすぎて穿刺すると，棘突起間や椎間孔を通って，くも膜下ブロック，硬膜外ブロックになりうる．針を皮膚に対して直角に進めることが重要である．

②神経損傷
腰神経叢に直接針が当たった場合や，針先を内側に進めて神経根を穿刺した場合には，神経損傷をきたすことがある．

③血管穿刺，血腫
腰動静脈を穿刺する可能性があるため，薬液を注入する際には必ず血液の逆流がないことを確かめる．

④腹腔内穿刺，臓器損傷
むやみに針を深く刺入すると，腹腔穿刺，腎損傷などの臓器損傷を起こすことがある．

⑤感　染

鍼療法

2. 腰神経叢刺鍼

1) 腰神経叢刺鍼とは

　腰神経は第1から第5腰椎，仙骨神経は第1から第5仙骨の脊髄を出た後に，前枝と後枝に分枝して，後枝は腰殿部・下肢の筋および皮膚を支配する．前枝は腰仙骨神経叢を形成する．このため腰仙骨神経の興奮性および腰殿筋の緊張を改善する目的で腰仙骨神経の近傍に刺鍼する．

適　応

腰痛症，仙骨部痛，坐骨神経痛．

2) 腰神経叢刺鍼の実際

　腰神経叢刺鍼点は，腰椎横突起間の中央と棘突起の外方約3cmが交わる点で，椎体に向かい直刺で3～4cm刺入する（図6）．また，脊柱起立筋や腰方形筋に緊張，圧痛がある場合には合わせて刺鍼し，筋緊張を緩和させる．さらに，仙骨神経叢刺鍼点は上後腸骨棘より内側約1cmに第1後仙骨孔，さらに内下方約1.5cmに第2後仙骨孔を確認して，仙骨孔に向かい直刺で3～4cm刺入する（図7）．また，仙骨裂孔には経穴が位置しており，第1後仙骨孔（上髎），第2後仙骨孔（次髎），第3後仙骨孔（中髎），第4後仙骨孔（下髎）が一致し，神経症状に対応させ刺鍼する．

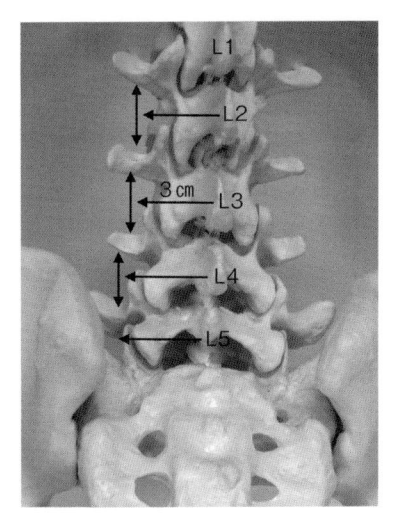

図6 腰神経叢刺鍼点

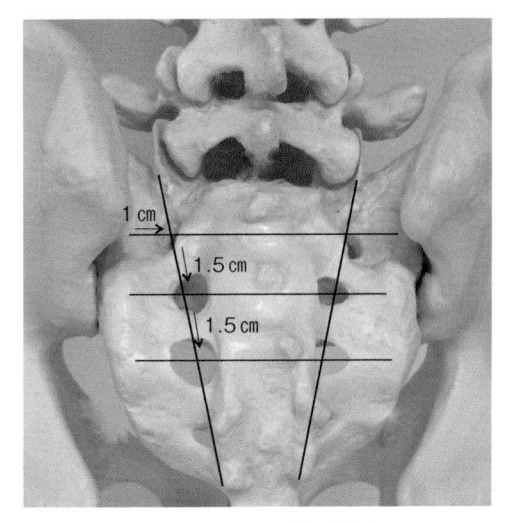

図7 仙骨神経叢刺鍼点
第1後仙骨孔は上後腸骨棘の外方1cm，さらに内下方約1.5cmの間隔で第2〜5後仙骨孔が位置する．

●使用鍼
40mm・16〜20号鍼（鍼長40mm・鍼径0.16〜0.20mm）．鍼通電を行う場合は，18号鍼以上を使用して周波数（1〜5Hz）で10分程度通電する．

手技

刺鍼は圧痛点より上位の棘突起間を選択するのが有効である．また，圧痛点と上位の棘突起間に低周波鍼通電（図8）も有効である．

効果判定

前後屈時の疼痛の変化，ケンプ徴候，下肢症状などを判定する．

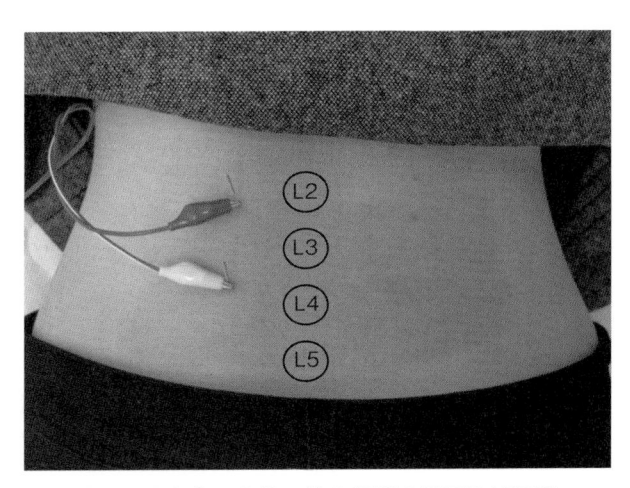

図8 圧痛点―上位の棘突起間の低周波鍼通電
L3〜4間の圧痛点とその上位のL2〜3間の棘突起間を通電する

注意事項

刺鍼は腹臥位にて行い，仙骨孔への繰り返し刺鍼や雀啄は骨膜を刺激して痛みを誘発することがあるため注意が必要である（**図9**）．

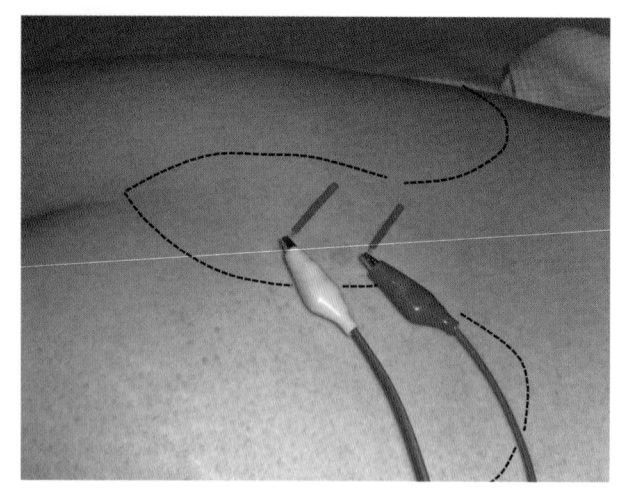

図9　仙骨孔刺鍼
第1後仙骨孔（上髎）と第2後仙骨孔（次髎）の鍼通電

【文　　献】

1) Farny J, Drolet P, Girard M：Anatomy of the posterior approach to the lumbar plexus block. *Can J Anaesth*, 41：480-485, 1994.
2) Capdevila X, Macaire P, Dadure C, et al：Continuous psoas compartment block for postoperative analgesia after total hip arthroplasty：New landmarks, technical guidelines, and clinical evaluation. *Anesth Analg*, 94：1606-1613, 2002.
3) 樋口比登実：大腰筋筋溝ブロック．ペインクリニック, 20：S226-230, 1999.
4) Winnie AP, Ramamurthy S, Durrani Z, et al：Plexus blocks for lower extremity surgery：New answers to old problems. *Anesth Rev*, 1：11-16, 1974.
5) Chayen D, Nathan H, Chayen M：The psoas compartment block. *Anesthesiology*, 45：95-99, 1976.
6) Kirchmair L, Entner T, Kapral S, et al：Ultrasound guidance for the psoas compartment block：An imaging study. *Anesth Analg*, 94：706-710, 2002.
7) Netter FH：ネッター解剖学アトラス．南江堂, 2007, pp497-498.
8) 大瀬戸清茂・編：透視下神経ブロック法．医学書院, 2009, pp298-301.
9) 小松　徹, 佐藤　裕, 瀬尾憲正・他：超音波ガイド下区域麻酔法．克誠堂出版, 2007, pp95-103.

12 坐骨神経

> 解　剖

　坐骨神経は人体で最大かつ最長の末梢神経である．最も太い部位では親指程度の太さがあり，長さは1m以上に及ぶ．L4～5，S1～3の前枝から構成され，下殿神経，後大腿皮神経とともに梨状筋の下を走行し，大坐骨孔から骨盤外に出る．その後，坐骨結節と大腿骨大転子の間で大腿後面を走行し，膝窩部から頭側約10cmのところで脛骨神経と総腓骨神経に分岐する（**図1**）．

　坐骨神経は，大腿後面，下腿，足背，足底の知覚と足関節の背屈運動，足底の運動を支配する．

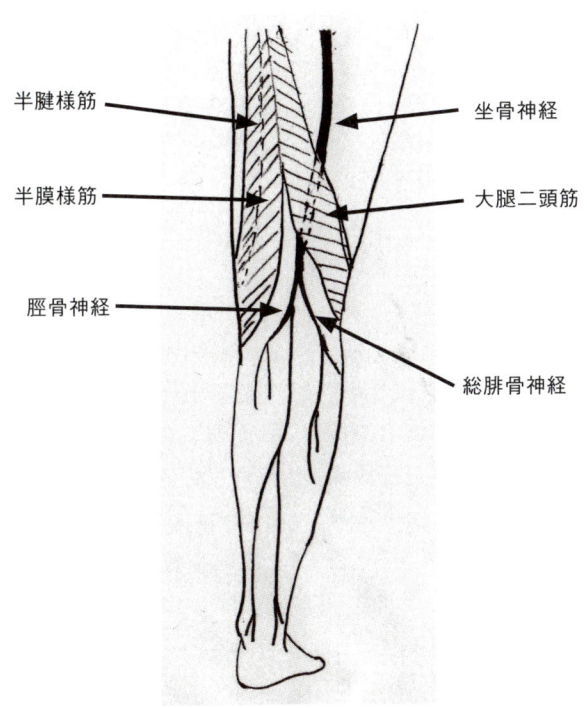

図1　坐骨神経の走行（膝窩部）

> 神経ブロック

1．坐骨神経ブロック

1）坐骨神経ブロックとは

　坐骨神経ブロックは，ペインクリニック領域においては梨状筋症候群の診断と治療，坐骨神経痛の原因部位診断と治療，下肢手術後疼痛の治療に用いられる．腰椎疾患において，硬膜外ブロックや神経根ブロックを行っても坐骨神経領域に疼痛が残存する場合に，その診断・治療目的に施行することも可能である．また手術麻酔領域では，大腰筋筋溝ブロック，大腿神経ブロック，外側大腿皮神経ブロック，閉鎖神経ブロックなどと組み合わせて下肢手術全般に用いられる．アプローチは殿下部と膝窩部から施行可能であり，疼痛の部位や範囲に応じてアプローチ部位を選択する．

適　応

ペインクリニック領域では，梨状筋症候群，坐骨神経痛，腰椎疾患（腰椎椎間板ヘルニア，腰部脊柱管狭窄症）に起因する坐骨神経領域の疼痛などに適応となる．手術麻酔領域では，下肢手術の鎮痛補助に用いられる．

2）坐骨神経ブロックの実際

A．殿下部アプローチ（Labat法）[1,2]

● 必要器具・薬剤
① 23G 6 cmカテラン針
② 10 mlシリンジ
③ 局所麻酔薬：0.5〜1％リドカインまたはメピバカイン（必要に応じステロイド添加）
④ 0.5％グルコン酸クロルヘキシジン添加80％アルコール
⑤ 超音波装置：2〜5 MHzコンベックス（超音波ガイド下ブロック時のみ）

手　技

体位はブロック側を上にした側臥位とし，ブロック側の下肢は股関節および膝関節で90°屈曲させ，下肢全体を30°程度内転させる．一方，非ブロック側の下肢は伸展させておく（Sim's position）．ランドマーク法の場合は，後上腸骨棘と大腿骨大転子上縁を結ぶ直線の中点から垂線を引き，尾側4〜5 cmのところを刺入点とする（図2，3）．皮膚に垂直に針を刺入し，大腿後面から下腿への放散痛が得られたところで薬液を注入する．通常皮膚から坐骨神経までの距離は5〜10 cmである．放散痛が得られない場合，骨面に当たる場合は針を一度皮下まで引き抜き，垂線に沿ってやや頭側か尾側に刺入方向を変える．

超音波ガイド下に行う場合は，坐骨結節と大腿骨大転子を結ぶ直線上にプローブを当てる．

コンベックスプローブが坐骨結節と大腿骨大転子の間にはまり込むようにおさまるので，坐骨結節と大腿骨大転子の両方が見えるようにプローブを微調整すれば，その間に高エコー性の構造物を確認できる（図4）．これが坐骨神経である．針を外側から刺入し，坐骨神経を取り巻くように薬液を注入する．

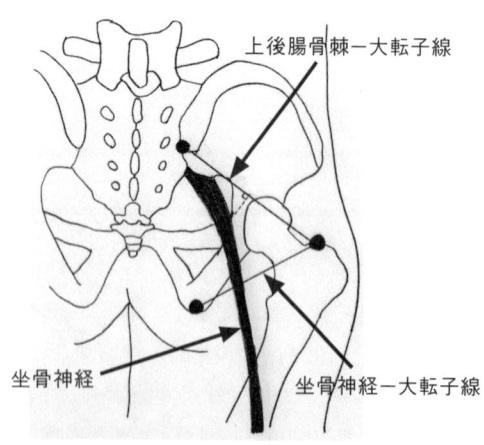

図2　坐骨神経ブロック（殿下部アプローチ）の刺入点

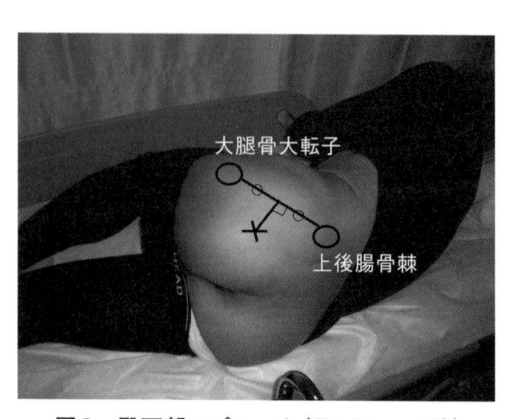

図3　殿下部アプローチ（ランドマーク法）

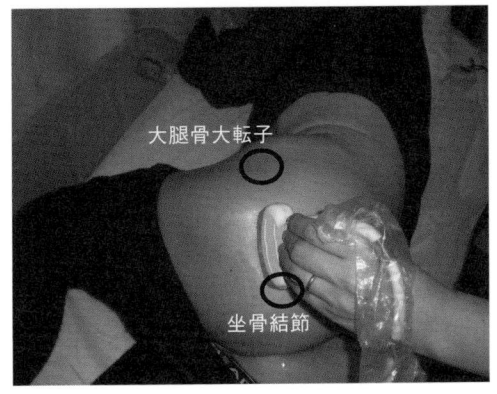

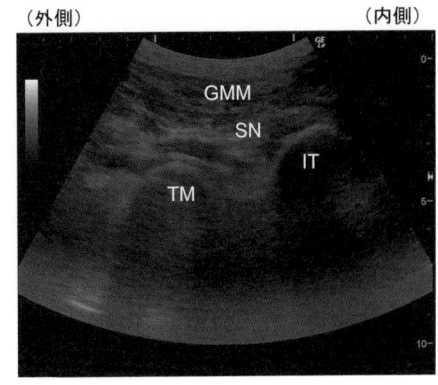

図4 殿下部アプローチ（超音波ガイド下）
GMM：大殿筋, IT：坐骨結節 TM：大腿骨大転子, SN：坐骨神経

● 合併症

　一般的な合併症である神経穿刺による神経損傷，血管内注入による局所麻酔薬中毒，血管損傷による血腫形成などは起こりうる．しかし，本アプローチでは超音波画像で神経が比較的明確に描出されることや，刺入経路上に大きな血管が存在しないことから合併症を起こすことは稀である．

B．膝窩部アプローチ[2,3]

● 必要器具・薬剤	
① 21G 5cmブロック針 ② 10mlシリンジ ③ 局所麻酔薬：0.5～1％リドカインまたはメピバカイン（必要に応じステロイド添加）	④ 0.5％グルコン酸クロルヘキシジン添加80％アルコール ⑤ 超音波装置：高周波リニアプローブ（超音波ガイド下ブロック時のみ）

手技

　体位は腹臥位とし，膝関節を少し屈曲させる．膝窩部から約10cm頭側のところで半腱様筋と大腿二頭筋の間にプローブを置き，超音波画像上でこの両筋を確認する．

　次に深部で拍動する膝窩動脈を確認する．その浅部，外側（大腿二頭筋側）にある蜂の巣状の高エコー性の構造物が坐骨神経である（図5）．足首を底屈背屈させると坐骨神経が回旋するため，坐骨神経の確認に有用である．また，プローブを尾側に移動させていくと坐骨神経が脛骨神経と総腓骨神経に分岐するのを確認することができる．針を超音波断面に平行もしくは交差方向に刺入し，坐骨神経周囲に薬液を注入する．

● 合併症

　神経穿刺による神経損傷に加え，膝窩動静脈穿刺による血腫形成，血管内注入による局所麻酔薬中毒に注意が必要である．

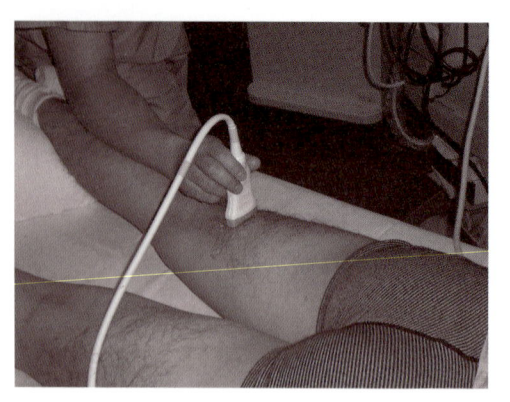

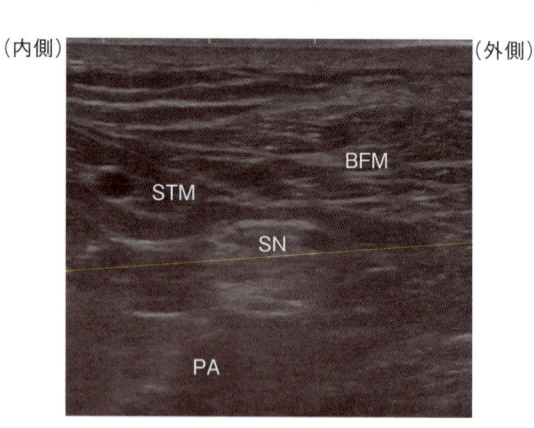

図5　膝窩部アプローチ（超音波ガイド下）
STM：半膜様筋，BFM：大腿二頭筋 PA：膝窩動脈，SN：坐骨神経

鍼療法

2. 坐骨神経刺鍼

1) 坐骨神経刺鍼とは

　坐骨神経は，L4, 5, S1～3より仙骨神経叢を形成して，大坐骨切痕，仙骨結節靭帯，仙棘靭帯で構成される大坐骨孔を通過し，梨状筋に覆われながら骨盤を離れて大腿の後面に現れる．さらに大腿を下降し，脛骨神経と総腓骨神経に分かれる．この神経の走行上で，圧迫の原因となる軟部組織を弛緩させる目的で神経の近傍に刺鍼する．

適　応

坐骨神経痛，膝関節痛，下肢の筋肉痛．

梨状筋症候群
　梨状筋は仙骨内面外側から大転子先端に起始するが，坐骨切痕より骨盤外に出ると梨状筋上孔・下孔を形成し，索状の腱となっている．この筋腹の骨盤壁面は厚く，硬い扇状で，膜状の腱が坐骨神経と接触している．このため坐骨神経，下殿神経は梨状筋膜様腱によって圧迫されやすい．また，大殿筋に分布する下殿神経は梨状筋下孔より反転して上行し分布するため，この部分の圧迫の影響を受けやすい．このため圧迫の原因となる軟部組織を弛緩させる目的で梨状筋下孔部に刺鍼する．

2) 坐骨神経刺鍼の実際

　後上腸骨棘と大転子の後縁を結ぶ線の中央から，垂直線上に3cm下方（図6）に直刺で4cm刺入する．さらに，後大腿中央で大腿二頭筋と半腱様筋・半膜様筋の筋溝に直刺で3cm刺入する（図7）．

●使用鍼
40mm・16～20号鍼（鍼長40mm・鍼径0.16～0.20mm）．

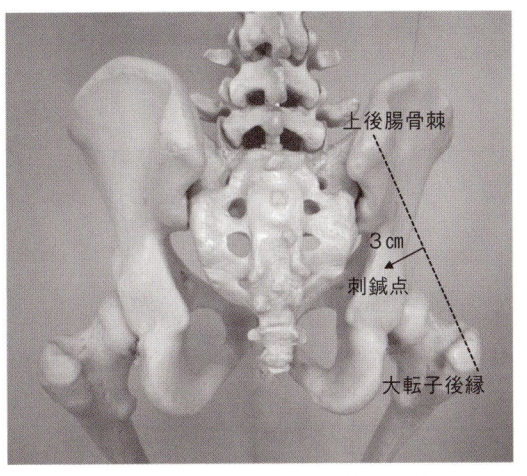

図6 上後腸骨棘と大転子の後縁を結ぶ線の中央から垂線上に3cm下方の刺鍼点

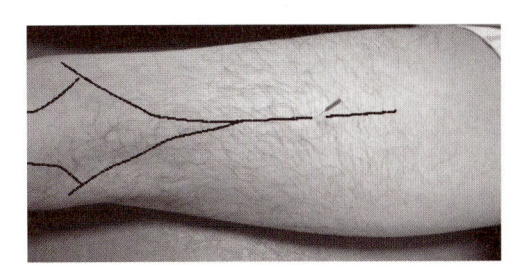

図7 後大腿中央部、大腿二頭筋と半腱様筋・半膜様筋の筋溝

手 技

下肢の知覚および運動障害は末梢神経系のほかに中枢神経系の障害を伴っている場合も多く、病的反射、深部腱反射などの神経学的所見を十分に確認する必要がある。また、神経線維を損傷させるような鍼の雀啄、旋撚、回旋（総論表3）の手技は避ける。

効果判定

下肢の知覚異常、圧痛の軽減、下肢伸展挙上（SLR）などを指標に判定する。

大腿神経

刺鍼の実際：鼠径靭帯中央の下端2cmで大腿動脈を触知し、その外側約1cmに直刺で3cm程度刺鍼する（図8）。
適応：股関節痛、膝関節痛、大腿前面の疼痛。

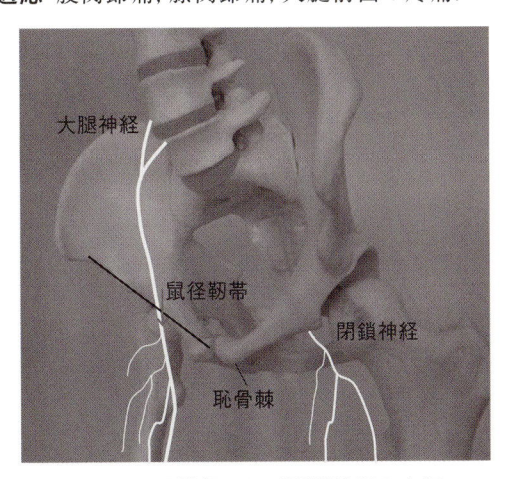

図8 大腿神経および閉鎖神経の走行

外側大腿皮神経

刺鍼の実際：上前腸骨棘先端より2.5〜3cm内下方で鼠径靭帯直下の圧痛の明瞭な場所に2cm程度、直刺で刺鍼する（図9）。この部位には経穴：髀関が相当する。
適応：外傷および術後の瘢痕性疼痛、大腿筋膜の疼痛性拘縮。

閉鎖神経

刺鍼の実際：仰臥位にて大腿内側、恥骨棘から約2cm下方より閉鎖管に向けて4cm程度、直刺で刺鍼する（図8）。この部位には経穴：陰廉が相当するが、神経は深部を走行しており、鍼でのアプローチより低出力レーザー照射が安全である。
適応：大腿内側の痛み、股関節痛、麻痺に伴う筋拘縮。

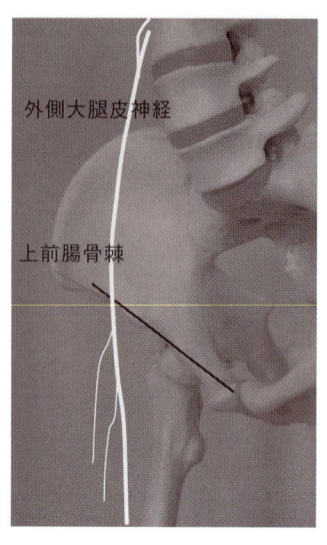

図9　外側大腿皮神経：髀関

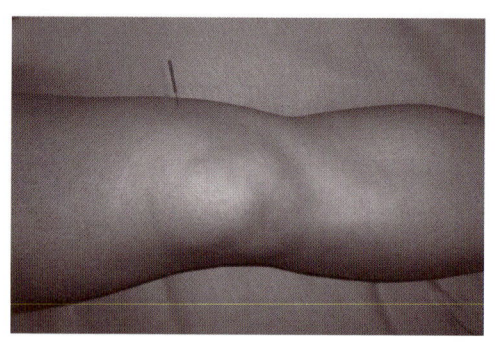

図10　伏在神経：曲泉

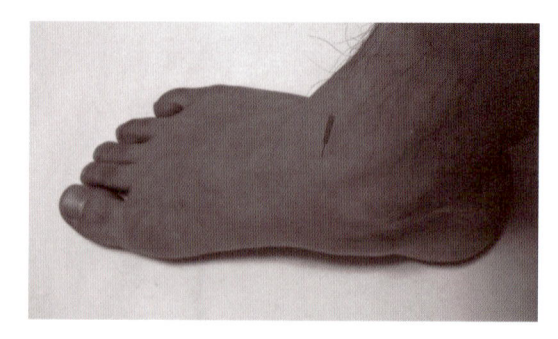

図11　伏在神経：中封

> **伏在神経**

刺鍼の実際：仰臥位にて膝内側部，大腿骨内側上顆の上方で圧痛が著明な部位に1cm程度，直刺で刺鍼する．この部位には経穴：曲泉が相当する（**図10**）．

また，足関節部では，内果の前方で大伏在静脈と前脛骨筋腱の間に斜刺で刺鍼する（**図11**）．この部位には経穴：中封が相当する．
適応：伏在神経領域の痛み，膝関節痛．

【文　献】

1) Karmakar MK, Kwok WH, Ho AM, et al：Ultrasound-guided sciatic nerve block：description new approach at the subgluteal space. *Br J Anaesth*, 98：390-395, 2007.
2) 柴田康之：坐骨神経ブロック．膝窩部アプローチ．大瀬戸清茂・編：透視下神経ブロック法，医学書院，2009, pp308-311.
3) McCartney CJ, Brauner I, Chan VW：Ultrasound guidance for a lateral approach to the sciatic nerve in the popliteal fossa. *Anaethesia*, 59：1023-1025, 2004.
4) 加納龍彦，田山文隆・編：痛みのマネジメント—西洋医学と鍼灸医学からのアプローチ．医歯薬出版，2008, pp182-186.

13 陰部神経

解剖

　陰部神経は主に第2〜4仙骨神経前枝からなり，肛門周囲の会陰筋（外肛門括約筋など）と外陰部の皮膚知覚を支配している．坐骨棘，仙棘靭帯の背側を走り，その後，会陰神経と下直腸神経に分かれる．神経が坐骨棘を通過するところでブロックを行うのがよいとされている（**図1**）．

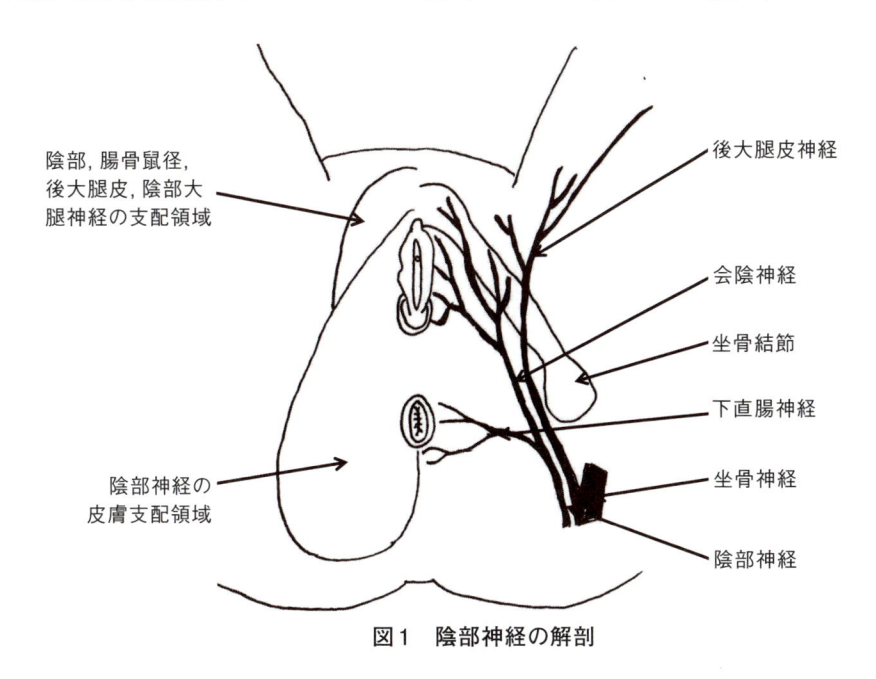

図1　陰部神経の解剖

神経ブロック

1．陰部神経ブロック

1）陰部神経ブロックとは

　陰部神経ブロックとは，会陰部の除痛を目的に行われるブロックである．特に産科において分娩時痛を緩和するため実施されているが，ペインクリニックの現場では仙骨硬膜外ブロックの方が多用される．

適応

- 分娩第Ⅱ期（胎児が膣，陰唇部，会陰部を通過するとき）：産道，会陰の鎮痛効果と同部の筋弛緩効果で産道の抵抗を減らし，娩出しやすくする．
- 会陰部痛一般

2）陰部神経ブロックの実際

　分娩時には経腟的ブロックを行う．分娩時以外では経会陰（経皮）的ブロックを選択することが多い．本来は誘導指を腟または肛門に挿入して行うが，ここでは外来で容易に施行でき患者の抵抗感も少ない簡便法を示す．

● **必要器具・薬剤**
① 22G 7～10cmブロック針
② 5～10mlシリンジ
③ 局所麻酔薬：1％リドカインもしくはメピバカイン
④ 0.5％グルコン酸クロルヘキシジン添加80％アルコール

手　　技

　患者を腹臥位あるいは砕石位にし，体の下に枕を入れて腰の位置を高くする．皮膚の上から坐骨結節を触れてそこに局所麻酔をする．ブロック針を刺入し，坐骨結節にいったん当て，そこから針先を坐骨結節の内腹側へ滑らせる．放散痛を得たら薬液を5～10ml注入する（**図2**）．

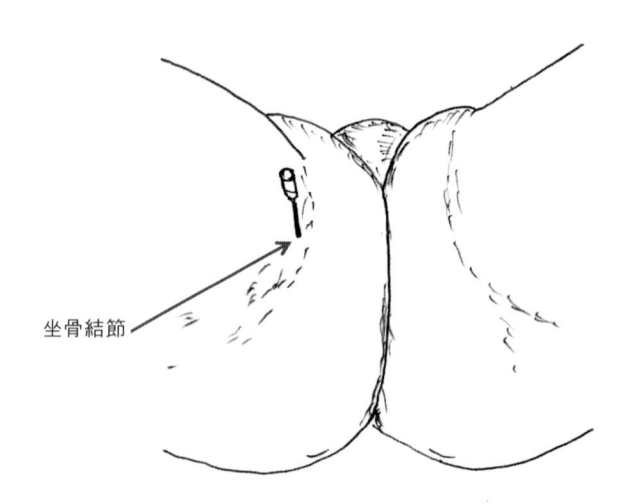

指で坐骨結節をさわって針を結節に当てて内側に少し針先を向ける

図2　陰部神経ブロック

3）合併症

①血管穿刺，局所麻酔薬中毒
　陰部神経に沿って走行する陰部動静脈を穿刺する危険性がある．血管を傷つけると殿部，大腿上部の血腫が発生しうる．

②直腸穿刺
　経会陰ブロック法を用いた場合に起こる可能性がある．

鍼療法

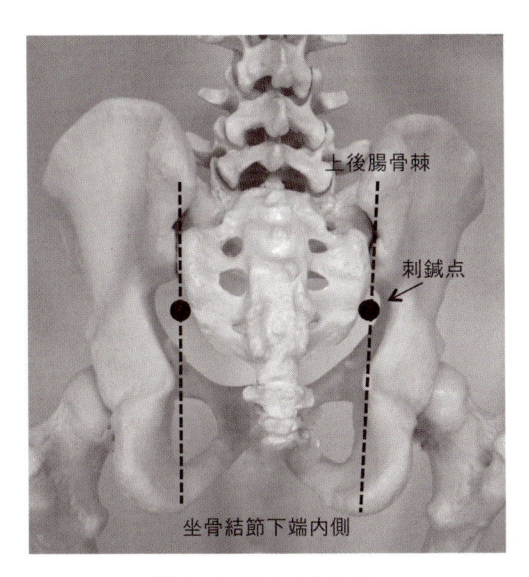

2. 陰部神経刺鍼

1) 陰部神経刺鍼とは

　陰部神経（S2〜S4）は外肛門括約筋と尿道括約筋を含む会陰部の筋と皮膚知覚を支配する．このため痛みの治療の目的のみでなく，括約筋協調不全などの膀胱直腸障害にも応用できる刺鍼法である[4]．北小路ら[5]は，日本人解剖標本による陰部神経刺鍼点の分析を行い，上後腸骨棘と坐骨結節下端内側を結ぶ線上で，上方から50〜60％に位置する陰部神経刺鍼点（**図3**）に50 mm程度刺入した鍼尖が，陰部神経の走行と一致することを明らかにし，臨床応用されている．このことから，刺鍼姿勢は砕石位での神経ブロック法とは異なり，腹臥位より上後腸骨棘と坐骨結節下端内側を結ぶ直線上で陰部神経刺鍼が広く行われている．

図3　陰部神経刺鍼点

適　　応

　会陰部痛，坐骨神経痛，排便・排尿障害，括約筋協調不全，ED．

2) 陰部神経刺鍼の実際

　腹臥位において，上後腸骨棘と坐骨結節下端内側を結ぶ直線上で上方から50〜60％の領域を示す部分を陰部神経刺鍼点とする（**図3**）．刺入深度は約50 mm程度，直刺で刺入する．また，症状が重度の場合には左右の陰部神経に刺鍼（置鍼）を行い，低周波鍼通電を行う．

- ●使用鍼

50～60mm・20～22号鍼（鍼長50～60mm・鍼径0.20～0.22mm）．鍼通電を行う場合は，20号鍼以上を使用して周波数（1～5Hz）で10分程度通電する．

手 技

鍼が陰部神経に達すると会陰部に放散する感覚が生じる．この放散感を指標に刺鍼する．

繰り返し刺鍼や雀啄は仙棘靱帯を刺激して痛みを誘発することがあるため注意が必要である．

効 果 判 定

自覚症状の変化，尿道括約筋不全（頻尿や失禁）などでは排尿回数などを指標とする．

【文 献】

1) 大瀬戸清茂：陰部神経ブロック．ペインクリニック―神経ブロック法．医学書院，1998，pp134-136．
2) 坂元正一・他監：プリンシプル産科婦人科学2．メジカルビュー社，1998，p735．
3) 吉矢生人・監訳：図解局所麻酔ハンドブック．南江堂，1982，pp98-100．
4) 樋口淳一，咲田雅一・他：直腸癌術後の排尿障害に対する鍼通電療法の試み．明治鍼灸医学（紀要），1992．9，pp41-51．
5) 北小路博司，北村清一郎・他：陰部神経刺鍼の解剖学的検討．全日本鍼灸学会雑誌，39 (2)：221-228, 1989．

14 椎間関節

解剖

●椎間関節

椎間関節は，上下2椎体を連結する1対の滑膜関節で，上位椎体の下関節突起と下位椎体の上関節突起からなる．椎体間の動きを抑制し，過度の脊柱運動から椎間板を保護する機能がある．知覚は脊髄神経後枝内側枝の支配を受けており，各後枝は頭尾側2つの椎間関節に分布し，各椎間関節は頭尾側2つの高位からの後枝内側枝の支配を受けており，その知覚神経終末は豊富である．

●腰椎後枝

脊髄神経後枝は各脊髄神経より出て背側へ向かい，さらに内側枝，中間枝，外側枝に分枝する．内側枝は下位横突起の上縁，乳頭突起と副突起間の溝を走行し，上下に2本の関節枝を分枝し，1本は上行し，下方より椎間関節を取り囲むように分布する．また，もう1本は下行し，1椎体下の椎間関節に分布する．1つの椎間関節の痛みを取るためには2本の後枝内側枝のブロックが必要となる（図1）．

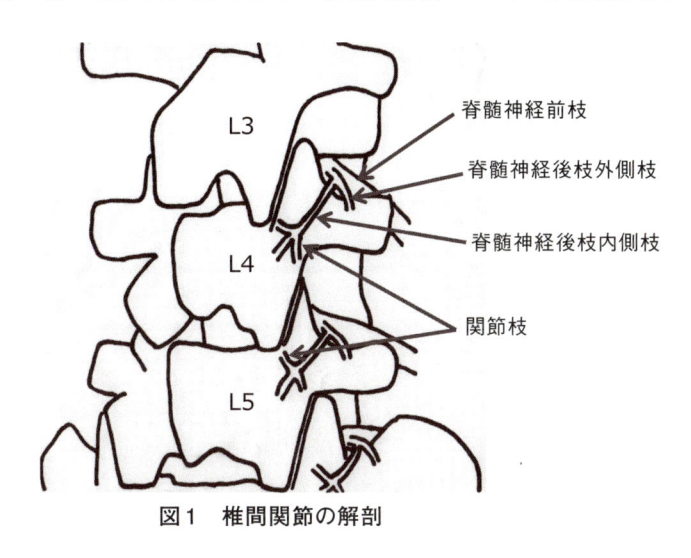

図1 椎間関節の解剖

神経ブロック

1．椎間関節ブロック

1）椎間関節ブロックとは

椎間関節が腰痛の原因の一つであるという考えは，1911年のGoldthwaiteの記載に始まる．Ghormleyは腰痛をきたす重要な部位の一つとしての椎間関節の役割を指摘し，「椎間関節症候群（facet syndrome）」という用語を1933年に提唱した．1976年MooneyとRobertsonは高張食塩水を椎間関節に注入し，大腿後面に放散痛を持つ腰痛症候群を作成することに成功した．これまで椎間板症候群の一つと認識されていた症状が，この実験で再現されたことを受け，椎間関節性疼痛，facet syndromeの重要性が再認識されるようになった．

（1）椎間関節ブロックの意義

椎間関節症の診断と治療目的に施行される．造影時の疼痛再現と，ブロック後の症状消失により診断

できる.痛みの原因が椎間関節だけではなく,他の疾患と重複していることも少なくないため,その軽減した度合いにより,椎間関節の関与の程度を推測することになる.

椎間関節ブロックが著効するが,効果時間が短い場合には椎間関節の知覚を司る後枝内側枝の高周波熱凝固を検討する.

(2) 椎間関節性疼痛の特徴

① 臨床像や診断基準に明確なものはなく,椎間関節造影時の疼痛再現と椎間関節ブロック後の症状消失により診断される.
② 神経脱落症状がなく,局所症状である.一側ないし両側性である.
③ 正常歩行.下肢痛を伴わないことが多く,足部に及ばない.
④ 脊柱の後屈,側屈,回転で増悪する体動時痛で,動き始めの痛みが特に強い.
⑤ 椎間関節部に圧痛がある.

適応

- 椎間関節症
- 二次的な椎間関節痛

変形性脊椎症,椎間板ヘルニア,脊柱管狭窄症,脊椎圧迫骨折,脊椎分離症,脊椎すべり症,外傷性頸・腰部症候群,癌性疼痛など.

2) 椎間関節ブロックの実際

● 必要器具・薬剤
① 23G 6cmカテラン針
② 5mlシリンジ
③ 局所麻酔薬:2%リドカインまたはメピバカイン
④ 造影剤(イオヘキソール)
⑤ 0.5%グルコン酸クロルヘキシジン添加80%アルコール

手技

① 椎間関節の関節面の角度は,高位によって異なる.関節裂隙が確認できるようにX線管球の角度を調節する.患者の体位とX線管球の角度を,表1にまとめた.
② 消毒,皮膚・皮下の局所麻酔後,透視下に椎間関節裂隙を確認しながらブロック針を進める.変性の強い椎間関節では透視下に見えていても,針が入らないことも多い.椎間関節へのアプローチの方法はさらに詳しく説明する.
③ 椎間関節に造影剤を0.5ml注入し,椎間関節造影を行う.
④ 椎間関節造影で痛みの再現性を確認後,薬液1mlを注入する.
⑤ 薬液注入後30分間は安静とする.

表1 椎間関節間隙を透視下で確認する方法（Cは頸椎）

刺入部位（刺入法）	患者体位	X線管球の角度
C0/1	側臥位	環椎椎弓と下顎骨を一線に重ねる
C1/2（側方法）	側臥位	尾側に約20°傾ける
C2/3以下（側方法）	側臥位	やや尾側に傾ける
C2/3以下（前方斜位）	側臥位から背側に枕を入れ体を傾け，30°程度の斜位とする 頭部は健側に回旋させ，かつ顎を引くようにする	やや頭側に傾ける
胸椎	腹臥位で胸の下に枕を入れ，胸椎が軽度屈曲した状態	尾側に15〜20°傾ける
腰椎	腹部に枕を入れ，腹臥位から患側を30〜45°持ち上げる	関節ごとに角度が異なるので，それにあわせて調節

椎間関節へのアプローチ

①後頭環椎関節（側方法）（図2）

ブロック針を圧痛点から刺入し，環椎外側面上縁で軸椎の像の中央に当てる．その後頭側に針先を向け，2〜3mm刺入すると関節内に入る．

②環軸椎椎間関節（側方法）（図2）

ブロック針を軸椎上縁中部に進めると椎体に当たる．その後頭側やや前方に進め，関節内に刺入する．

③頸椎椎間関節（側方法）（図2）

C3/4以下では，両側関節面が一線となるようにX線管球の向きを調整する．X線透視上関節柱の後縁に相当する皮膚上の点から刺入し，上関節突起上縁の中央やや後方に当てる．その後上方前方に向けて関節内に刺入する．

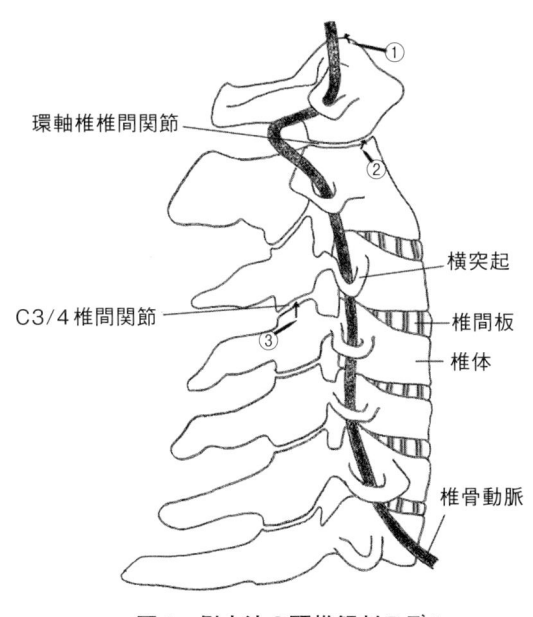

図2 側方法の頸椎解剖モデル

④胸椎椎間関節（図3）

棘突起外側1〜2cmに圧痛点を確かめ印をつけておく．該当関節の下方の椎体椎弓根の尾側端を刺入点とし，ブロック針を椎弓根に当てる．針先を徐々に頭側に移動させていくと，滑るような感触が得られ，関節内に入る．

⑤腰椎椎間関節（図4）

圧痛点に印をつけて，該当関節のやや尾側を刺入点とする．関節面あるいは椎間関節の上・下極を目指して針を進める．関節内に入るとき，独特の感触があることが多い（爪楊枝でラップを突き破る感触）．

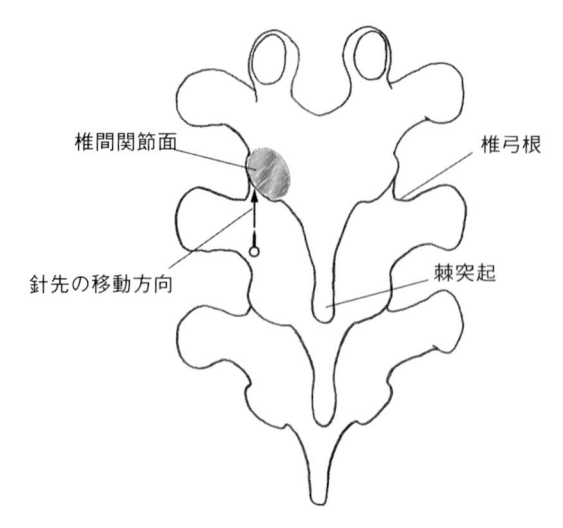

図3　胸椎正面像の解剖モデル

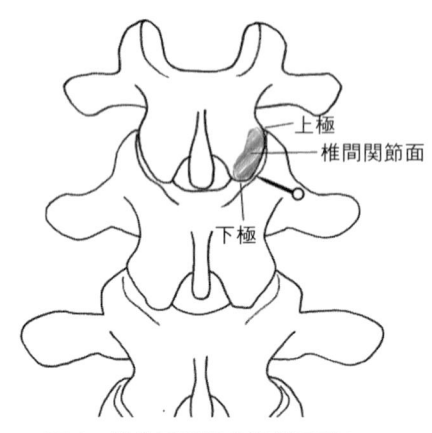

図4　腰椎正面像の解剖モデル

3）合併症

椎間間隙を外して，針を深く進めすぎることにより，くも膜下ブロック，硬膜外ブロック，脊髄損傷，神経根損傷，気胸(胸部)，椎骨動脈穿刺(頸部)などを引き起こす．

2. 腰椎後枝内側枝ブロック，高周波熱凝固法

1) 腰椎後枝内側枝ブロック，高周波熱凝固法とは

　腰椎後枝内側枝ブロックとは，椎間関節由来の腰痛に対して椎間関節を支配する脊髄神経後枝内側枝（medial branch of posterior ramus）をブロックすることで，長期間の治療効果を得る方法である．また，高周波熱凝固とは，高周波のもたらす熱エネルギーを利用して神経組織を凝固させる方法である．電極の先端の温度と凝固時間の調節により選択的に神経ブロックが施行できる．高周波熱凝固法は椎間関節ブロック，もしくは後枝内側枝ブロックを施行しても一過性の効果しか見られない症例で施行される．効果持続は平均約6カ月とされるが，特に有効性が認められた症例では1年以上効果が見られることが多い．

　X線透視下で局所麻酔薬を用いた後枝内側枝ブロックを行い，椎間関節症の診断と高周波熱凝固の適応決定を行う．

適　　　応

●椎間関節症
　椎体が互いに関節を形づくる椎間関節の肥大性関節症や増殖性変性，関節炎性変化が椎間関節症の疼痛の原因である．脊椎の伸展，回旋，側屈，特に後屈時に関節のひずみにより疼痛が増悪する．椎間関節部（棘突起の約2 cm外側）に圧痛を認めることが多い．神経学的所見は一般的に正常である．椎間関節造影時に，腰痛部位に放散する再現性疼痛と椎間関節ブロック後の症状消失によって罹患関節が診断される．

●二次的な椎間関節痛
　変形性腰椎症，椎間板ヘルニア，脊柱管狭窄症，腰椎圧迫骨折，腰椎分離症，腰椎すべり症，癌性疼痛など．

2) 腰椎後枝内側枝ブロック，高周波熱凝固法の実際

●必要器具・薬剤
① 22G 97 mmスライター針（4 mm非絶縁部）
② 局所麻酔薬：1％（皮膚局所麻酔用），2％リドカインまたはメピバカイン
③ 高周波発生装置，電極キット
④ 造影剤（イオヘキソール）
⑤ 0.5％グルコン酸クロルヘキシジン添加80％アルコール

手　技

　罹患椎間関節に分布する上下2分節の後枝内側枝のブロックを目的とする．目的の後枝内側枝を決定し，圧痛の所見と透視によって目的椎間関節の椎弓根を確認，マーキングをしておく．

(1) 斜位法

①体位と撮影の仕方

　患者を腹臥位として，腰部が透視台と平行になるように腹部の下に枕を入れる．目的とする椎間関節レベルでX線が終板に平行に入るようにCアーム管球を調節する．管球を体軸中心に約25〜35°回転させ，透視下に目的とする患側の椎弓根基部（いわゆるスコッチテリアの目）が見えるように調整する．

　管球が固定された透視装置を用いる場合には，患者腹部に三角枕を当て，患側を約30〜45°上に上げた半側臥位をとる．この際，患者が楽なように下肢を軽く屈曲させてもよい．

②穿　刺

　皮膚を消毒後，マーキングした目的椎弓根の少し尾側を刺入点とし，1％メピバカインにて局所麻酔を行う．このとき，目的とする後枝内側枝が局所麻酔されてしまうと再現痛や電気刺激による適正な針先の位置の同定が難しくなるので，局所麻酔の注入は皮膚，皮下までで必要最少限の量にとどめる．

　刺入点よりガイディングニードルを穿刺，透視下に椎弓根基部（スコッチテリアの目）に向けて進める．透視によって上関節突起基部（スコッチテリアの目の上外側縁あたり）に向かって針を進める（図5,6）．針が椎弓根に当たったら，骨表面を移動させ，針先が溝に入った感触で放散痛が得られる部位を探る．放散痛が分かりにくい場合はガイディングニードルに電極を入れ，50Hz，0.5〜1Vの電気刺激を行いながら放散痛が得られる部位を探す．放散痛が得られたら2〜5Hzの刺激によって病変部に一致する傍脊柱筋の攣縮を確認する．

　少量の造影剤を注入し，頭尾側方向に細い線状に造影され，関節内，血管内，神経根などに針が刺入していないことを確認する（図7）．

　2％リドカイン0.5〜2mlを注入する．高周波熱凝固の場合は数分の間隔をあけてから，ニューロサーモを用いて90℃，180秒で高周波熱凝固を行う．麻酔が不十分な場合は局所麻酔薬を追加し，1〜2分待つ．または段階的に温度を上げるようにする．

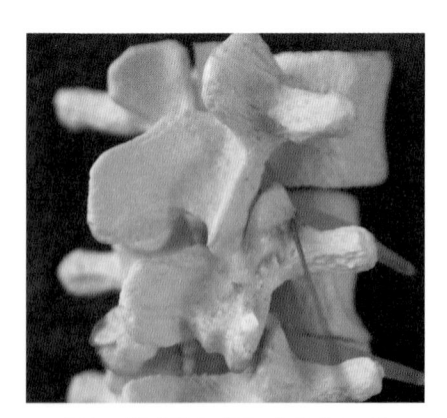

図5　模型でのブロックのイメージ

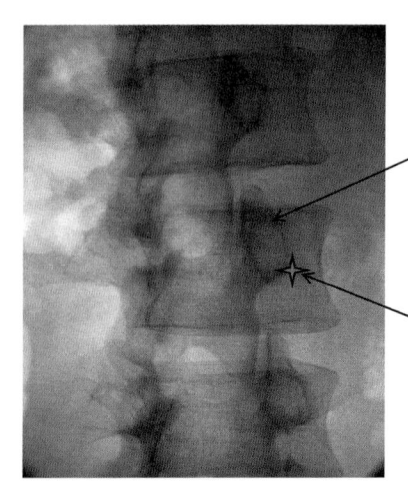

図6　刺入位置と針先の目標点

目標点
上関節突起基部
（スコッチテリアの目の上外側縁あたり）

刺入点

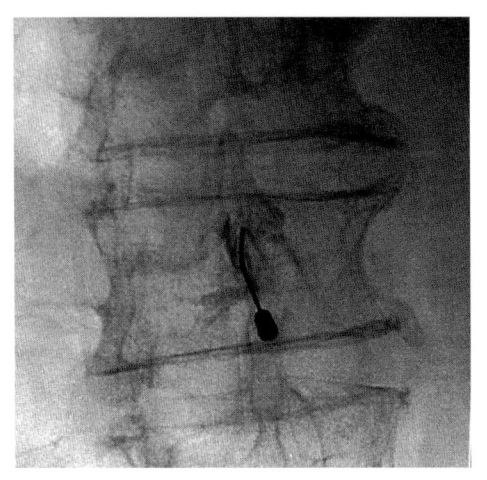

図7 造影（斜位法）
造影剤を注入し関節内，血管内，神経根などに針が刺入していないことを確認する

(2) 後方法

①体位と撮影の仕方

患者を腹臥位として腹部下に枕を入れ，腰部が透視台と平行になるようにする．目的とする椎間関節レベルでX線が終板に平行に入るようにCアーム管球を調節する（**図8**）．

②穿　刺

皮膚を消毒後，目的とする椎間関節の下位椎体の横突起基部下縁を刺入点とし，1％リドカインによって局所麻酔を行う．局所麻酔薬は斜位法と同様に皮膚，皮下までで必要最小限の量にとどめる．

刺入点よりガイディングニードルを穿刺，透視下にいったん横突起基部に針を当て，椎弓根の中央部〜外側1/4の方向を目標とし，骨表面を移動させ，放散痛が得られる部位を探る．

放散痛がわかりにくい場合は，斜位法と同様に電気刺激を行いながら放散痛が得られる部位を探す．

放散痛が得られたら2〜5Hzの刺激によって傍脊柱筋の攣縮を確認し，造影剤を注入，関節内，血管内，神経根などに針が刺入していないことを確認する（**図9**）．

2％リドカイン1〜2mlを注入する．高周波熱凝固の場合は，90℃，180秒で高周波熱凝固を行う．

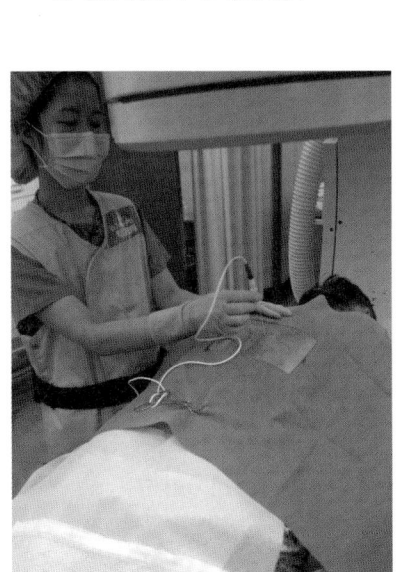

図8 後方法の施行風景

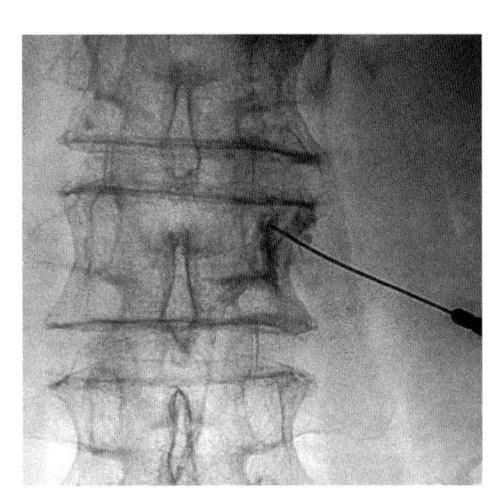

図9 造影（後方法）

3）合併症

①感　染
清潔操作に留意する．

②神経根損傷
椎弓根を透視下に確認しながら行うことで予防できる．

③脊髄損傷，くも膜下ブロック，硬膜外ブロック
神経根損傷と同様に椎弓根を透視下に確認しながら行うことで予防できる．後方法で行うときには決して椎弓根より内側に針を進めないようにする．

④傍脊柱筋の筋力低下，背部の知覚低下
後枝内側枝は脊柱周囲の筋・皮膚に分布するため，腰背筋の筋力低下，知覚低下が起こりうる．筋力低下の予防には，同側3カ所以上を同時にブロックすることは避ける，何度かに分けて施行する，背筋の筋力強化を行う，等の工夫が必要である．知覚低下は程度の差こそあれ生じうるが，1～2カ月で消失する．

鍼療法

3．椎間関節刺鍼

1）椎間関節刺鍼とは

急激な動作による椎間関節に対する過負荷や椎間板の変性により椎体の固定性が脆弱化し，椎間関節部の変性を引き起こす．この椎間関節部には腰椎後枝内側枝の知覚枝が分布しており，椎間関節の痛みと反射性の殿部への放散痛を呈するのが特徴である．この椎間関節を支持する軟部組織を弛緩させる目的で刺鍼する．

適　応

椎間関節性腰痛，筋・筋膜性腰痛．

2）椎間関節刺鍼の実際

特徴的な所見は，捻転と後屈の制限を伴う痛みである．圧痛は下位腰椎部に集中し，棘突起の高さの外方約2cmに深部痛が出現する（図10）．さらに，圧痛が確認できる棘突起の外方2cmから椎間関節に直刺で3～4cm刺入する．また，疼痛が顕著な場合には椎間関節部上下端に鍼通電を行う（図11）．さらに，脊柱起立筋や腰方形筋に緊張，圧痛がある場合には合わせて刺鍼し，筋緊張を緩和させる．

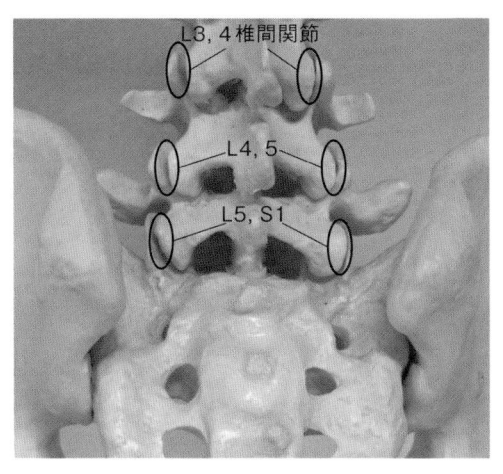

図10 椎間関節の圧痛出現部位

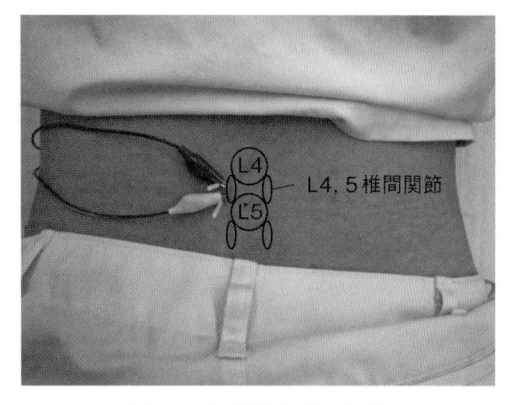

図11 椎間関節部鍼通電

●使用鍼
40 mm・16〜20号鍼（鍼長40 mm・鍼径0.16〜0.20 mm）

手　　　技

　刺鍼は腹臥位にて行い，置鍼する．雀啄は椎体の骨膜を刺激して痛みを誘発することがあるため注意が必要である．

効 果 判 定

　後側屈時の疼痛の変化，徒手検査（ケンプ徴候）による陽性所見の消失などを判定する．

【文　　献】

1) 徳橋泰明：椎間関節ブロック．龍順之助・編：整形外科医のための局所麻酔法・ブロック療法ABC，メジカルビュー社，2001，pp125-130．
2) 益田律子：椎間関節ブロック．小川節郎・編：痛みの概念が変わった 新キーワード100+α，真興交易医書出版部，2008，pp193-195．
3) 山上裕章：II神経ブロックの手技 19 関節ブロック（椎間関節，肩関節，股関節，膝関節，仙腸関節），ペインクリニック．20 別冊：S294-303，1999．
4) 深澤圭太，細川豊史：腰椎後枝内側枝高周波熱凝固法．大瀬戸清茂・編：透視下神経ブロック法，医学書院，2009，pp123-129．
5) 山上裕章：椎間関節ブロック，脊髄神経後枝内側枝高周波熱凝固法．高崎眞弓・編：麻酔科診療プラクティス12 ペインクリニックに必要な局所解剖，文光堂，2003，pp98-105．
6) 大瀬戸清茂：脊髄神経後枝内側枝高周波熱凝固法．若杉文吉・監：ペインクリニック―神経ブロック法，第2版，医学書院，2000，pp252-256．
7) 益田律子：後枝内側枝ブロック．小川節郎・編：痛みの概念が変わった 新キーワード100+α．真興交易医書出版部，東京，2008，pp196-198．

15 脛骨神経・総腓骨神経

解剖

　脛骨神経と総腓骨神経は，大腿後面を通る坐骨神経から膝窩上方で分枝する．脛骨神経は，坐骨神経終末枝のうち，内側の神経であり，坐骨神経の走行方向を保ち膝窩を通過し下腿に入る．その後，内側腓腹皮神経を分枝し，下腿背側を下行し，後脛骨神経となってアキレス腱内側に沿って，内果後方の屈筋支帯をくぐり，足底部に分布する（図1〜3）．

　総腓骨神経は坐骨神経終末枝のうち，外側にある神経であり，大腿後面中央部で坐骨神経から分枝後，膝窩後面を下外側に下行し，腓骨頭を前下方に回り，浅腓骨神経と深腓骨神経とに分かれる（図1，2，4）．

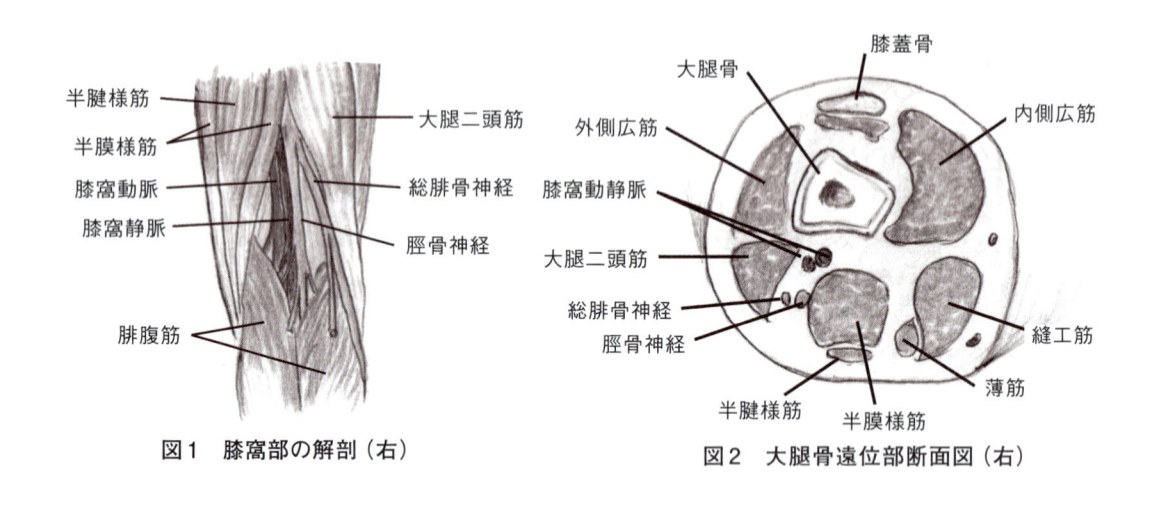

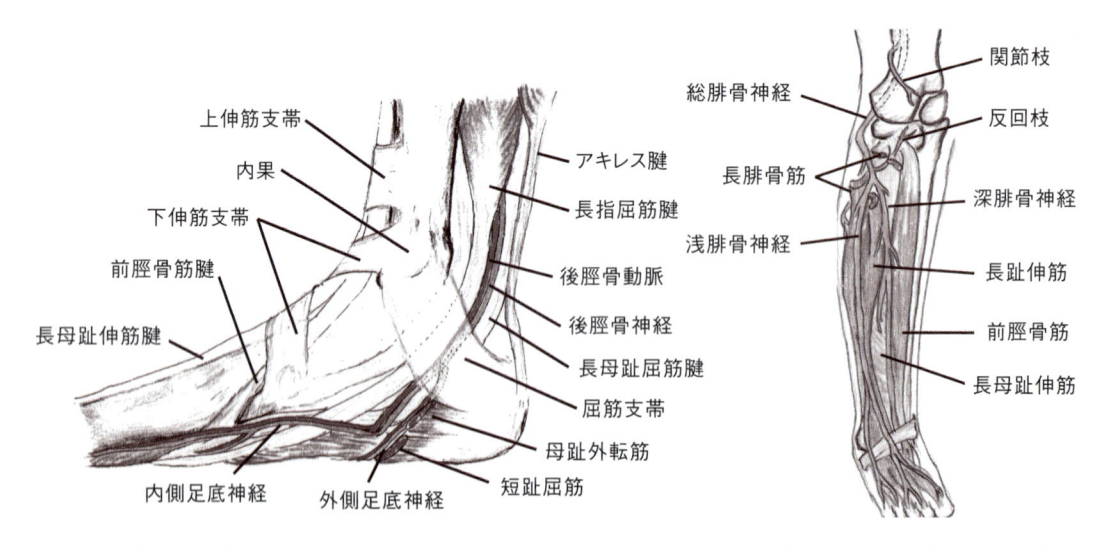

図1　膝窩部の解剖（右）

図2　大腿骨遠位部断面図（右）

図3　内果での後脛骨神経の走行（右）

図4　下腿での総腓骨神経の走行（右）

神経ブロック

1．脛骨神経・総腓骨神経ブロック

1）脛骨神経・総腓骨神経ブロックとは

　脛骨神経，総腓骨神経がその走行経路において，圧迫，絞扼などにより障害を受けると，下腿や足部に痛み，しびれ，障害部位の圧痛などを生じる．脛骨神経・総腓骨神経ブロックは，このような症状に対する治療，痛みの部位診断，あるいは手術時の麻酔に他のブロックと併用で施行されることがある．ブロック部位は複数個所あるが，目的に応じ，適当な場所を選択する．

適　　応

●治療的ブロック
　絞扼性神経障害，末梢血行障害，複合性局所疼痛症候群，外傷などによる痛みの治療に有用である．また，膝関節痛に伏在神経，脛骨神経，総腓骨神経ブロックを併用して行うこともある．
●診断的ブロック
　疼痛の原因となる神経の鑑別に有用である．

2）脛骨神経・総腓骨神経ブロックの実際

● 必要器具・薬剤
① 25G 2.5cm針または27G 1.9cm針
② 5mlシリンジ
③ 局所麻酔薬：1％リドカインまたは0.5％メピバカイン
④ 0.5％グルコン酸クロルヘキシジン添加80％アルコール
⑤ 超音波装置：高周波リニアプローブ（エコーガイド下で施行する場合）

手　　技

（1）脛骨神経ブロック

　下腿後面痛を訴えて，脛骨神経走行部に圧痛がある場合に行う．
　膝窩部でのブロック（図5）：患者を腹臥位とする．膝関節屈曲時にできるしわの中央で，膝窩動脈の触れるやや外側の圧痛点が刺入点となる．針を皮膚に垂直に刺入し，深さ1.5〜2cmで放散痛が得られたら局所麻酔薬2〜5mlを注入する．放散痛が得られないときは扇状に浸潤させる．合併症として，膝窩動脈穿刺がある．

　足根管部でのブロック（図6）：足根管症候群などによる足底部の痛みに対して有用である．体位は腹臥位か仰臥位とし，仰臥位の場合は患肢を屈曲外旋し，内果を上方にする．いずれの場合も，やや底屈位とする．内果より2cm上で，アキレス腱の内側縁，後脛骨動脈のすぐ外側を刺入点とする．針を前方に向けて刺入し，放散痛が得られる部位を探し，局所麻酔薬を3〜5ml注入する．放散痛が得られない場合は，屈筋支帯か筋膜を貫いたところで注入する．後脛骨動脈穿刺に注意する．

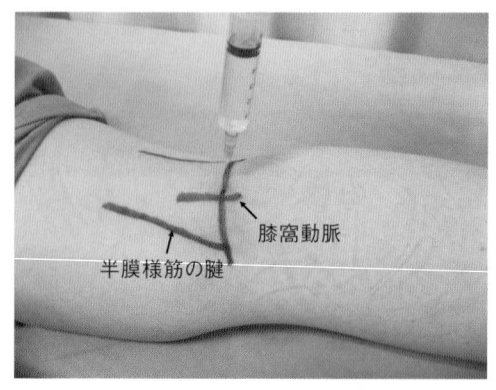

図5　膝窩部での脛骨神経ブロック

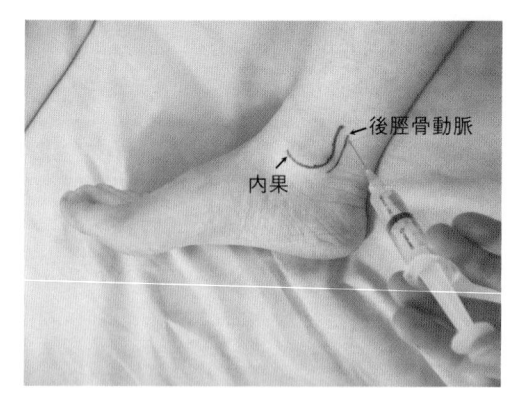

（半膜様筋の腱／膝窩動脈）

図6　足根管部での後脛骨神経ブロック

（内果／後脛骨動脈）

（2）総腓骨神経ブロック

下腿外側や足背に痛みを訴え，総腓骨神経走行部に圧痛がある場合，または梨状筋症候群や総腓骨神経部，深腓骨神経部，浅腓骨神経部のentrapmentとの鑑別にこのブロックが重要である．

膝窩部でのブロック（図7）：総腓骨神経の全支配領域のブロックとなる．体位は腹臥位とする．膝窩中央より3cm頭側で大腿二頭筋腱内側の圧痛点を刺入点とし，ここから大腿二頭筋内側縁に沿って垂直に進め，下腿前外側部，足背外側部に放散痛が得られたら局所麻酔薬2〜5mlを注入する．放散痛が得られないときは内外側に扇状に注入する．

腓骨頭部でのブロック：ここでのブロックは関節枝，内側腓腹皮神経は含まれない．腓骨神経は，腓骨骨頭と頸部の間で，皮下に索状物として触れることができる．これを指で固定し，針を腓骨に向かって刺入し放散痛の得られたところで局所麻酔薬2〜5mlを注入する．放散痛が得られなければ，腓骨に近いところで扇状に注入する．

（3）エコーガイド下脛骨神経・総腓骨神経ブロック

高周波リニアプローブを膝窩部のしわと平行になるように当て，膝窩動静脈を確認する．通常，これのすぐ外側に脛骨神経を見つけることができる．この位置での脛骨神経は径4〜10mmの楕円形

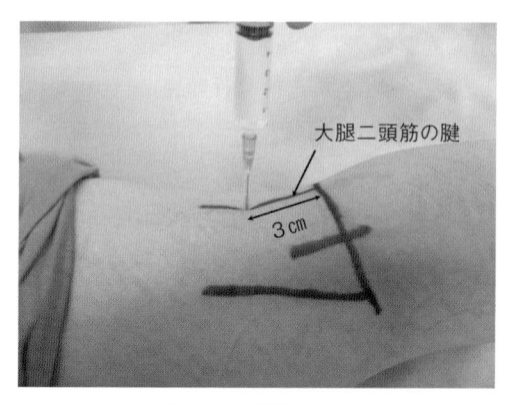

図7　膝窩部での総腓骨神経ブロック

（大腿二頭筋の腱／3cm）

あるいは円形で，深さ1cm前後に位置している．次にプローブを頭側に平行移動させると坐骨神経が脛骨神経と総腓骨神経に分枝する様子を確認することができる．総腓骨神経は脛骨神経の外側に位置し同様の陰影として認められるが，脛骨神経より一回り細く，画像上では楕円形として認めることが多い（図8, 9）．

目的とする神経が同定できれば，接触子の外側端の中央から針をプローブの長軸方向と平行に刺入する．神経の周囲全体に薬液が拡がるよう，局所麻酔薬を分割投与する．

●神経刺激装置の併用

より確実に神経ブロックを施行するためには神経刺激法を併用することが望ましい．脛骨神経刺激では足底屈曲，総腓骨神経では足背屈曲が得られる．1〜1.5mAの刺激電流から始めて，0.5mAに減じても運動が認められるように針先端の位置を調節する．

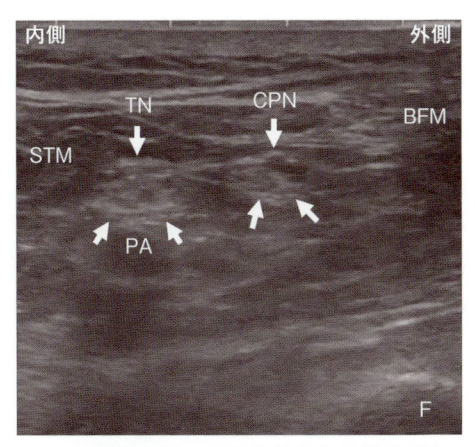

図8　右足膝窩部での脛骨神経と総腓骨神経の超音波画像
　　F：大腿骨，PA：膝窩動脈，BFM：大腿二頭筋，STM：半膜様筋，TN：脛骨神経，CPN：総腓骨神経

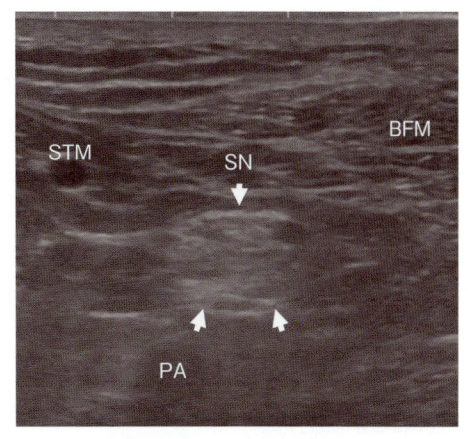

図9　右足膝窩部での坐骨神経の超音波画像
　　PA：膝窩動脈，BFM：大腿二頭筋，STM：半膜様筋，SN：坐骨神経

3）合併症

①神経損傷　　　　　　　　　　　　　②血管穿刺，出血，血腫形成

鍼療法

2．脛骨神経刺鍼

1）脛骨神経刺鍼とは

　脛骨神経は坐骨神経の中で最も太い分枝で，L4～S3の脊髄神経からなる．この神経は大腿後面の下1/3の部分で，総腓骨神経と分かれて下腿のヒラメ筋下を走行する．その後，アキレス腱と内果の間を通り，内・外側足底神経に分かれる．さらに神経支配は，膝関節に関節枝を，ヒラメ筋，足底筋に筋枝を，皮枝は下腿以下の知覚枝を分布させている．

　外傷などで神経損傷が起これば，足底の皮膚感覚低下と下腿の屈筋群の障害が起こり，足関節は背屈して外反位踵足（外反鉤足）を呈する．この神経の走行上での軟部組織の圧迫および疼痛を緩和させる目的で神経の近傍に刺鍼する．

適　応

　下腿の後面痛と脛骨神経走行部に圧痛を伴う痛み，末梢循環障害による痛み，変形性膝関節症による痛み，絞扼性神経障害などを含む腰下肢痛，神経麻痺（外反位踵足・外反鉤足）．

2）脛骨神経刺鍼の実際

　患者は腹臥位，下腿伸展位で，膝窩横紋（膝関節の90°屈曲によってできる線）から約4横指（5〜7cm）頭側の坐骨神経走行部で圧痛のある部位が刺鍼点となる（図10）．この部位は大腿後面1/3下部中央で，半腱様筋と大腿二頭筋の筋溝辺縁線の二等分上に位置する．次に膝窩部では，横紋のほぼ中央で経穴：委中が相当する（図11）．さらに，脛骨神経は膝窩を出て腓腹筋およびヒラメ筋よりも深層を走行しており，下腿1/3の中央で圧痛の出現する部位が刺鍼点となる．この部位には経穴：承山が相当する（図11）．

　鍼は直刺し，筋膜を貫き，下腿後面，足底部に放散痛が得られたら置鍼するが，筋緊張，圧痛が顕著な場合は鍼通電を行う．

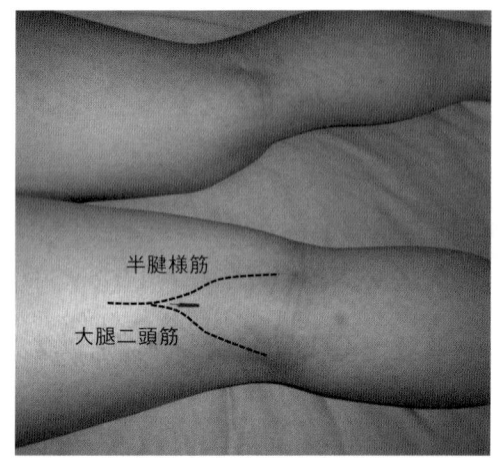

図10　膝窩横紋から約4横指（5〜7cm）半腱様筋と大腿二頭筋の筋溝，坐骨神経走行上の刺鍼点

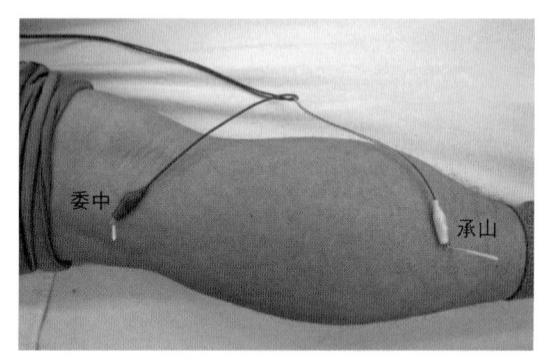

図11　脛骨神経（委中―承山）鍼通電

- **使用鍼**
  40mm・16〜20号鍼（鍼長40mm・鍼径0.16〜0.20mm）．鍼通電を行う場合は，18号鍼以上を使用して1〜5Hzで，通電量は電気刺激による鍼の振動が確認できる程度で10分程度通電する．

手　　技

　下肢の知覚および運動障害は末梢神経系のほかに中枢神経系の障害を伴っている場合も多く，病的反射，深部腱反射などの神経学的所見を十分に確認する必要がある．また，神経線維を損傷させるような鍼の雀啄，旋撚，回旋（総論表3）の手技は避ける．

効果判定

　下肢の知覚異常，圧痛の軽減，Tinelサインなどを指標に判定する．

3. 総腓骨神経刺鍼

1）総腓骨神経刺鍼とは

　総腓骨神経はL4～S2の脊髄神経からなり，脛骨神経と同様に坐骨神経の枝である．この神経走行は，大腿二頭筋内縁に沿って膝窩外側縁を斜めに走り腓骨頭に至る．さらに腓骨頭を経て，長腓骨筋内で外側腓腹神経と関節枝を出し，深腓骨神経と浅腓骨神経に分枝する．この部分で腓骨頭骨折，打撲，挫傷，圧迫などで損傷することが多く，症状は下腿外側や足背部のしびれ，鈍痛を伴う知覚障害，腓骨頭後方での圧痛とTinelサイン，足関節の背屈困難が起こり，重症となると下垂足（内反尖足）を呈する．この神経の走行上での軟部組織の圧迫，および疼痛を緩和させる目的で神経の近傍に刺鍼する．

適　　　応

　変形性膝関節症などの関節痛，末梢循環障害による痛み，絞扼性神経障害などを含む腰下肢痛．

2）総腓骨神経刺鍼の実際

　仰臥位で，腓骨頭の下端部に直刺で2 cm刺鍼する．経穴は陽陵泉が相当する（**図12**）．さらに，膝窩部の大腿二頭筋内側縁において下腿前外側部，足背外側部に放散痛が現れる部位に直刺で3 cm刺鍼する．経穴は浮郄が相当する（**図13**）．

> ● 使用鍼
> 40 mm・16～20号鍼（鍼長40 mm・鍼径0.16～0.20 mm）．鍼通電を行う場合は，18号鍼以上を使用して1～5 Hzで，通電量は電気刺激による鍼の振動が確認できる程度で10分程度通電する．

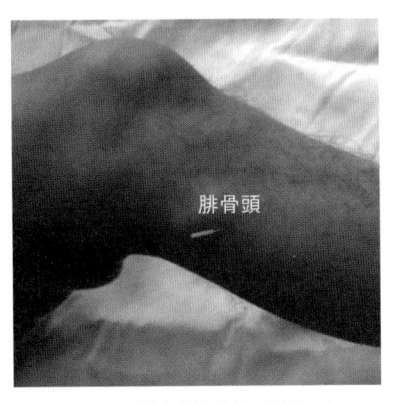

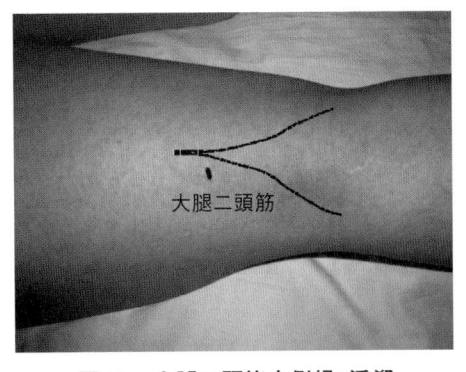

図12　腓骨頭下端：陽陵泉　　　図13　大腿二頭筋内側縁：浮郄

手　　　技

脛骨神経に同じ．

効　果　判　定

脛骨神経に同じ．

後脛骨神経

刺鍼の実際：足根管は，内果の後方でアキレス腱との間にあり，後脛骨動脈のすぐ外側を走行しており，動脈拍動を触知できればその外側を横刺で5 mm刺鍼する．経穴は太渓(たいけい)が相当する（図14）．

適応：足根管症候群，Morton病，足底部の痛み．

深腓骨神経

刺鍼の実際：仰臥位にて足関節前面の外果と内果を結ぶ線上で母指の延長線が交わる点で，長母指伸筋腱の内側の圧痛部に横刺で2 cm程度刺鍼する（図15）．

さらに，足背の第1・2中足骨の骨間の圧痛部に横刺で1 cm程度刺鍼する．この部位には経穴：太衝(たいしょう)が相当する（図16）．

適応：絞扼性神経障害（ランニングやきつい靴による圧迫），捻挫後の疼痛．

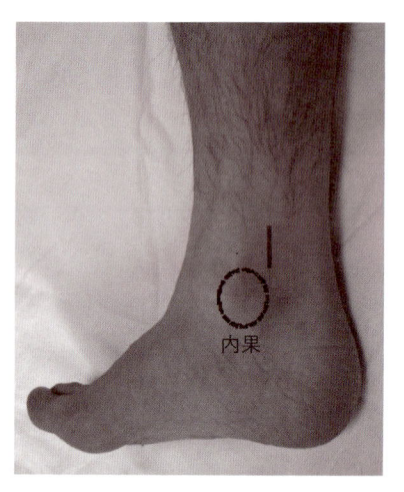

図14　足根管：太渓

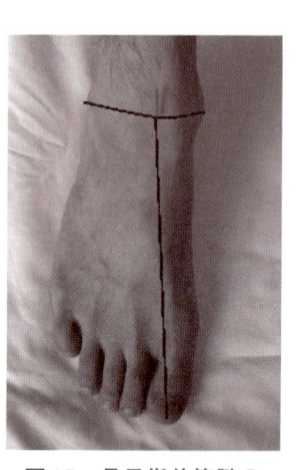

図15　長母指伸筋腱の内側：圧痛部

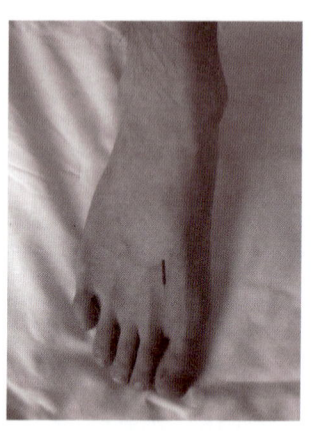

図16　第1・2中足骨の骨間：太衝

浅腓骨神経

刺鍼の実際：仰臥位にて足関節前面の外果と内果を結ぶ中央の圧痛部に横刺で1 cm程度刺鍼する．この部位には経穴：解渓(かいけい)が相当する（図17）．

適応：絞扼性神経障害（ランニングやきつい靴による圧迫），捻挫・打撲後の痛み．

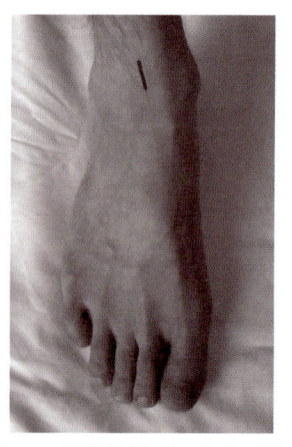

図17　足関節前面の中央：解渓

腓腹神経

刺鍼の実際：腹臥位にて下腿後面中央からやや下方の圧痛部に直刺で2cm程度刺鍼する．この部位には経穴：飛揚（ひよう）が相当する（図18）．さらに，外果とアキレス腱の間に外果後溝に沿う圧痛部に横刺で1cm程度刺鍼する．この部位には経穴：崑崙（こんろん）が相当する（図19）．

適応：絞扼性神経障害（ランニングやきつい靴による圧迫），捻挫・打撲後の疼痛，下腿後面および第5趾足背部の痛み．

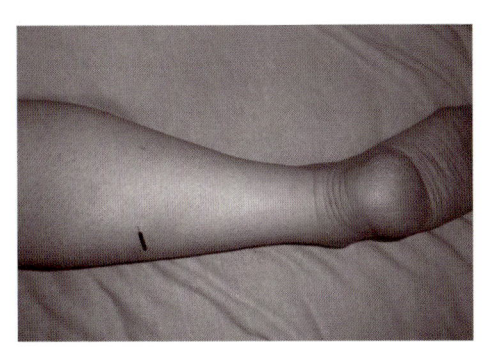

図18　下腿後面中央下方：飛揚

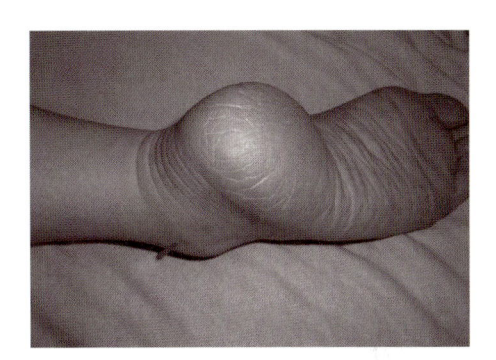

図19　外果とアキレス腱の間：崑崙

【文献】

1) 大瀬戸清茂：下腹部・下肢の末梢神経ブロック．若杉文吉・監：ペインクリニック―神経ブロック法，第2版，医学書院，2000，pp125-133．
2) 湯田康正，若杉文吉：総腓骨神経ブロック．外科治療，54：353-355，1986．
3) 湯田康正，若杉文吉：脛骨神経ブロック．外科治療，54：485-488，1986．
4) 湯田康正，若杉文吉：後脛骨神経ブロック．外科治療，54：609-612，1986．
5) 佐倉伸一，野村岳志：坐骨神経ブロック　膝窩アプローチ腹臥位法．超音波ガイド下神経ブロック，真興交易医書出版部，2007，pp217-231．
6) Perlas A et al：Ultrasound guidance improves the success of sciatic nerve block at the popliteal fossa. Reg Anesth Pain Med, 34（2）182-183, 2009.

索　引

欧　文

β-エンドルフィン ………………………………… 8
Bell麻痺 ……………………………………………… 29
bony touch …………………………………………… 72
C1神経根ブロック ………………………………… 48
C2神経根ブロック ………………………………… 48
C3～C8神経根ブロック …………………………… 48
C7神経根ブロック ………………………………… 49
ED ……………………………………………………… 97
entrapment ………………………………………… 110
Epidural Compartment Syndrome …………… 46
facet syndrome …………………………………… 99
Froment徴候 ………………………………………… 67
Gasser神経節ブロック …………………………… 14
gate control theory ……………………………… 8
ghost pain …………………………………………… 16
Guyon管症候群 …………………………………… 66
Horner徴候（症候群） ……………………… 38, 40, 73
Labat法 ……………………………………………… 90
Mooreの方法 …………………………………… 78, 79
Morton病 ………………………………………… 113
Phalen's test ……………………………………… 66
Sim's position …………………………………… 90
SLR …………………………………………………… 93
SNAP-25 …………………………………………… 25
SSP療法 ……………………………………………… 8
TEAS ………………………………………………… 8
Tinelサイン ………………………… 66, 67, 69, 112
triangular space ………………………………… 70
walking ……………………………………………… 72

あ

アイスマン …………………………………………… 6
圧迫消毒止血 ……………………………………… 23
アロディニア …………………………………… 23, 76

い

痛みの悪循環 …………………………………… 1, 4
委中 ………………………………………………… 112
一過性視覚喪失 …………………………………… 50
陰部神経 …………………………………………… 95
陰部神経刺鍼 ……………………………………… 97
陰部神経刺鍼点 …………………………………… 97
陰部神経ブロック ………………………………… 95
陰廉 …………………………………………………… 93

う

運動神経ブロック ………………………………… 4

え

翳風 ………………………………………………… 29
会陰神経 …………………………………………… 95
会陰部痛 ……………………………………… 95, 97
腋窩点 ……………………………………………… 75
エコーガイド下脛骨神経・総腓骨神経ブロック … 110
エコーガイド下頸部神経根ブロック …………… 49
エコーガイド下星状神経節ブロック …………… 38
エコーガイド下腕神経叢ブロック ……………… 54
X線透視下腕神経叢ブロック ………………… 54, 57

お

横刺 …………………………………………………… 7
嘔吐 ………………………………………………… 50
オトガイ孔 ………………………………………… 20
オトガイ神経 ……………………………………… 13
オトガイ神経ブロック …………………………… 19

か

外関 ………………………………………………… 50
外眼筋麻痺 ………………………………………… 17
開胸術後疼痛 ……………………………………… 75
解渓 ………………………………………………… 114
回旋 ………………………… 30, 35, 59, 66, 76, 82, 93, 112
外側大腿皮神経 …………………………………… 93
外反位踵足 ……………………………………… 111
外反鉤足 ………………………………………… 111
過外転症候群 ……………………………………… 58
下顎神経 …………………………………………… 22
下口唇の浮腫 ……………………………………… 20
下行性疼痛抑制系 ………………………………… 8
角膜炎 ……………………………………………… 16
角膜潰瘍 …………………………………………… 16
下肢痙縮に伴う尖足 ……………………………… 28
下歯槽神経 ………………………………………… 21
下垂手 ………………………………………… 67, 69
下垂足 …………………………………………… 113
可塑性 ……………………………………………… 1
肩関節周囲炎 ……………………………………… 81
肩こり ……………………………………………… 80
活血理気 …………………………………………… 30
下直腸神経 ………………………………………… 95
滑膜関節 …………………………………………… 99
括約筋協調不全 …………………………………… 97
カラードプラー …………………………………… 49
眼窩下孔 …………………………………………… 18
眼窩下神経 ………………………………………… 13
眼窩下神経ブロック ……………………………… 18
眼窩上神経 ………………………………………… 13
眼窩上神経ブロック ……………………………… 16
眼窩上切痕 ………………………………………… 17
眼瞼下垂 ……………………………………… 26, 38
眼瞼痙攣 ……………………………………… 25, 26
眼瞼の腫脹，血腫 ………………………………… 17
環軸椎椎間関節 ………………………………… 101
眼神経 ……………………………………………… 22
癌性疼痛 ……………………………………… 14, 42, 47
感染 ……………………………… 3, 15, 38, 42, 46, 86, 106
管鍼法 ……………………………………………… 6
顔面神経 …………………………………………… 25
顔面痛 ……………………………………………… 21
顔面浮腫，腫脹 …………………………………… 19

き

気	7
気胸	3, 57, 59, 72, 73, 74, 80
気戸	58, 59
気滞血瘀証	30
気脳症	44
吸引試験	74
吸引テスト	63
胸郭出口症候群	58
胸骨点	75
胸椎椎間関節	102
胸部傍脊椎	71
胸部傍脊椎ブロック	73
局所麻酔薬	1
── のくも膜下注入	3
局所麻酔薬中毒	3, 46, 72, 80, 91, 96
曲泉	94
曲池	9, 23, 29, 51, 81
筋・筋膜性腰痛	106
筋皮神経	53

く

クーレンカンプ法	53
首の回旋制限	50
くも膜下穿刺	33, 86
くも膜下ブロック	38, 46, 50, 74, 106

け

経渠	67, 68
経穴	8
脛骨神経	89, 108
脛骨神経刺鍼	111
脛骨神経ブロック	109
頸神経	47
痙性斜頸	25, 27
頸椎椎間関節	101
茎乳突孔	29
経皮的電気経穴刺激	8
頸部交感神経機能	39
頸部神経根	47
頸部神経根刺鍼	50
経絡	8
ゲートコントロール理論	8
下関	23
血	7
血圧上昇	16
血圧低下	46, 74
血海	30
血管穿刺	80, 86, 96
血管損傷	72
血管内誤注入	38
血管内注入	50
血腫	38, 54, 86
下髎	86
肩甲上神経	78
肩甲上神経刺鍼	80
肩甲上神経損傷	80
肩甲上神経ブロック	78
──, 簡便法	79
肩甲上切痕	81

こ

幻肢痛	16
腱鞘炎	67
肩中兪	51
懸滴法	44
ケンプ徴候	107

こ

交感神経幹	70
交感神経節ブロック	4
後脛骨神経	114
後脛骨動脈穿刺	109
合谷	8, 9, 23, 29, 51, 81
後骨間神経	60
高周波熱凝固法	1, 5, 103
後頭環椎関節	101
後頭神経刺鍼	33
後頭神経痛	31
後方法	106
硬膜外血腫	46
硬膜外腔	41
硬膜外穿刺	86
硬膜外膿瘍	46
硬膜外ブロック	41, 74, 106
硬膜外麻酔	72
硬膜穿刺後頭痛	46
絞扼性神経障害	66, 115
コカイン	1
股関節痛	93
呼吸困難感	46
呼吸障害	72
崑崙	115

さ

鎖骨上法	54, 57
坐骨神経	89
坐骨神経刺鍼	92
坐骨神経痛	86, 90, 92, 97
坐骨神経ブロック	89
三叉神経	13
三叉神経刺鍼	21
三叉神経節ブロック	14

し

耳介側頭神経	13
耳介側頭神経ブロック	20
刺鍼手技	7
持続くも膜下オピオイド注入	1
持続硬膜外ブロック	1
膝窩横紋	112
膝窩動脈穿刺	109
膝窩部アプローチ	91
膝関節痛	94
歯肉癌	14
刺入の角度	7
刺入部痛	50
四白	8, 22
斜位法	104
斜角筋症候群	58, 59
雀啄	6, 7, 30, 35, 52, 59, 66, 76, 82, 88, 93, 112
斜刺	7
斜台	15

し（続き）

項目	ページ
尺骨神経	60, 62
尺骨神経麻痺	66
周術期疼痛管理	42
縮瞳	38
出血	3, 20, 38
小海	66, 67
上顎神経	22
商丘	94
症候性の大後頭神経痛	32
上項線	32
小後頭神経	32
小後頭神経ブロック	33
承山	112
上歯槽神経	21
上髎	86
上肋横突靭帯	71
食道穿刺	38
徐脈	46
次髎	86
視力障害	17, 19
神経炎	73
神経根損傷	106
神経刺激装置	86, 110
神経損傷	3, 50, 54, 86
神経破壊薬	1
神経ブロック	1
──の合併症	3
神経ブロック療法	1
──の適応疾患	2
深腓骨神経	108, 114
鍼管	6
神門	51, 66, 67

す

項目	ページ
水	7
髄膜炎	16
杉山和一	6
スコッチテリアの目	104

せ

項目	ページ
星状神経節	36
星状神経節刺鍼	39
星状神経節ブロック	37
正中神経	60, 61, 62
正中神経刺鍼	65
脊髄梗塞	73
脊髄神経損傷	46
脊髄穿刺	50
脊髄損傷	106
脊髄分節性鎮痛系	8
脊柱点	75
脊椎麻酔	72
舌癌	14
仙骨角	45
仙骨部痛	86
仙骨裂孔	45
全脊椎麻酔	72
尖足	25
浅側頭動脈	21
旋撚	30, 35, 59, 66, 76, 82, 93, 112
浅腓骨神経	108, 114

そ

項目	ページ
臓器損傷	86
総腓骨神経	89
総腓骨神経ブロック	110
側方接近法	21
足根管症候群	109

た

項目	ページ
太渓	114
大迎	23
大後頭神経	31
大後頭神経ブロック	32
大坐骨孔	92
大耳介神経	31
太衝	30, 114
帯状疱疹	14
帯状疱疹後神経痛	14, 21, 75
大腿神経	93
大腰筋筋溝	84
大腰筋筋溝ブロック	84
大陵	65
単刺	6

ち

項目	ページ
知覚神経ブロック	3
置鍼	6
中頸神経	36
中府	58, 59
肘部管症候群	66
中封	114
中髎	86
超音波ガイド下腕神経叢ブロック	54
超音波ガイド下ブロック	84
直刺	7
直腸穿刺	96

つ

項目	ページ
椎間関節	99
椎間関節刺鍼	106
椎間関節症	100, 103
椎間関節性疼痛	99
椎間関節性腰痛	106
椎間関節造影	100
椎間関節ブロック	99, 100
椎骨動脈神経	36

て

項目	ページ
低血圧	73
抵抗消失法	44, 84
低周波鍼通電	23, 29
低出力レーザー照射	40, 93
手三里	23, 67
テストブロック	37, 61
テニス肘	67
殿下部アプローチ	90
天宗	81
天柱	34
天柱ブロック点	34
天鼎	58

と

- 橈骨神経 …………………………… 60, 61, 62
- 橈骨神経刺鍼 ……………………………… 67
- 橈骨神経麻痺 ……………………………… 67
- 透視下ガッセル神経節ブロック ………… 16
- 透視下口腔外前方接近法 ………………… 21
- 疼痛性疾患 ………………………… 42, 54, 61
- 特発性後頭神経痛 ………………………… 32

な・に・の

- 内反尖足 ………………………………… 113
- 乳線点 …………………………………… 75
- 脳神経炎 ………………………………… 16

は

- 背外点 …………………………………… 75
- 背部の知覚低下 ………………………… 106
- 抜歯後疼痛 ……………………………… 22
- 鍼治療 …………………………………… 6
- 鍼鎮痛法 ………………………………… 9
- 鍼通電 · 8, 23, 30, 34, 51, 65, 69, 81, 87, 98, 112, 114
- 鍼麻酔 …………………………………… 9
- 鍼療法 …………………………………… 6
- 反回神経麻痺 …………………………… 38

ひ

- 皮下血腫 …………………………… 19, 33
- 皮下出血 ………………………………… 19
- 髀関 ……………………………………… 93
- 非透視下側方接近法 ……………………… 21
- 腓腹神経 ………………………………… 115
- 飛揚 ……………………………………… 115
- 鼻涙管麻痺 ……………………………… 26

ふ

- 風池 ……………………………………… 34
- 腹腔内穿刺 ………………………… 73, 86
- 伏在神経 ………………………………… 94
- 複視 ……………………………………… 19
- 腹部外科手術後疼痛 ……………………… 9
- 腹部内臓穿刺 …………………………… 73
- 浮郄 ……………………………………… 113
- プロカイン ……………………………… 1
- 分娩第Ⅱ期 ……………………………… 95

へ

- 閉瞼不全 ………………………………… 26
- 閉鎖神経 ………………………………… 93
- 秉風 ……………………………………… 51
- ペインクリニシャン ……………………… 1
- ペインクリニック ……………………… 1
- 片側顔面痙攣 ……………………… 25, 26

ほ

- ポイント刺鍼 …………………………… 76
- 膀胱直腸障害 …………………………… 97
- 傍脊柱筋の筋力低下 …………………… 106
- 傍脊椎ブロック ………………………… 41
- ボツリヌス菌 …………………………… 25
- ボツリヌス毒素治療 ……………………… 25
- ボトックス® …………………………… 26

ま・も

- 末梢血行障害 …………………………… 42
- 盲目的動脈貫通法 ……………………… 56

よ

- 陽渓 ……………………………………… 67
- 腰神経叢 ………………………………… 83
- 腰神経叢刺鍼 …………………………… 86
- 腰神経叢ブロック ……………………… 84
- 腰椎後枝 ………………………………… 99
- 腰椎後枝内側枝ブロック ……………… 103
- 腰椎疾患 ………………………………… 90
- 腰椎椎間関節 …………………………… 102
- 腰痛 ……………………………… 86, 99
- 陽白 ……………………………………… 22
- 陽陵泉 …………………………………… 113
- 予期しない広範囲ブロック …………… 73

ら

- 卵円孔 …………………………………… 15
- ランドマーク法 ………………………… 90

り・れ

- 梨状筋症候群 ……………………… 90, 92
- リドカイン ……………………………… 1
- レスキューブロック …………………… 61

ろ

- 肋鎖症候群 ……………………………… 58
- 肋下神経 ………………………………… 70
- 肋間神経 ………………………………… 70
- 肋間神経刺鍼 …………………………… 75
- 肋間神経痛 ……………………………… 75
- 肋間神経ブロック ……………………… 71
- 肋骨角 …………………………………… 72

わ

- 鷲手 ……………………………………… 66
- 腕神経叢 ………………………………… 53
- 腕神経叢刺鍼 …………………………… 58
- 腕神経叢ブロック ………………… 38, 53

【編者略歴】

細川 豊史（ほそかわ とよし）

- 1981 年　京都府立医科大学医学部医学科卒業
- 1991 年　京都府立医科大学医学部助教授
- 1991 年　ドイツ連邦共和国デュッセルドルフ大学留学（文部省在外研究員）
- 2005 年　京都府立医科大学附属病院疼痛緩和医療部・部長
- 2006 年　京都府立医科大学附属病院疼痛緩和医療部・病院教授
- 2010 年　京都府立医科大学疼痛緩和医療学講座・教授
- 2012 年　京都府立医科大学附属病院・病院教授
  - 現在に至る

日本ペインクリニック学会理事
日本疼痛学会理事
日本慢性疼痛学会理事
第44回日本ペインクリニック学会・会長
日本緩和医療学会理事長

石丸 圭荘（いしまる けいそう）

- 1985 年　明治鍼灸短期大学卒業
- 1989 年　明治鍼灸教員養成課程修了
- 1989 年　明治鍼灸大学鍼灸学部・助手
- 1993 年　明治鍼灸大学鍼灸学部・講師
- 2001 年　鍼灸学博士（明治鍼灸大学）
- 2006 年　了德寺大学健康科学部・教授
  - 現在に至る

神経ブロック・鍼療法　　　ISBN978-4-263-24261-2

2010 年 7 月 10 日　第 1 版第 1 刷発行
2015 年10月 15 日　第 1 版第 3 刷発行

編　者　細　川　豊　史
　　　　石　丸　圭　荘
発行者　大　畑　秀　穂
発行所　医歯薬出版株式会社

〒113-8612　東京都文京区本駒込1-7-10
TEL.（03）5395-7641（編集）・7616（販売）
FAX.（03）5395-7624（編集）・8563（販売）
http://www.ishiyaku.co.jp/
郵便振替番号 00190-5-13816

乱丁，落丁の際はお取り替えいたします　　印刷・壮光舎印刷／製本・明光社

© Ishiyaku Publishers, Inc., 2010. Printed in Japan

本書の複製権・翻訳権・翻案権・上映権・譲渡権・貸与権・公衆送信権（送信可能化権を含む）・口述権は，医歯薬出版（株）が保有します．
本書を無断で複製する行為（コピー，スキャン，デジタルデータ化など）は，「私的使用のための複製」などの著作権法上の限られた例外を除き禁じられています．また私的使用に該当する場合であっても，請負業者等の第三者に依頼し上記の行為を行うことは違法となります．

JCOPY ＜（社）出版者著作権管理機構　委託出版物＞

本書をコピーやスキャン等により複製される場合は，そのつど事前に（社）出版者著作権管理機構（電話03-3513-6969，FAX 03-3513-6979，e-mail:info@jcopy.or.jp）の許諾を得てください．

●東・西医学から統合的に痛みへ対処するための必携の手引き！

痛みのマネジメント
西洋医学と鍼灸医学からのアプローチ

◆B5判　272頁　2色刷　図表多数
◆定価(本体5,600円＋税)　ISBN978-4-263-24201-8

◆編　集
加納龍彦　田山文隆

◆執　筆
(西洋医学編)　加納龍彦　佐野智美　福重哲志　入江将之　杉山和英　山田信一　三島康典
(鍼灸医学編)　田山文隆　尾崎昭弘　會澤重勝　木戸正雄　北出利勝　石丸圭荘　篠原昭二　黒岩共一
中村辰三　山本博司　佐々木和郎　今井賢治　北村智　古屋英治　越智秀樹　本田泰弘　福田文彦
王財源　矢野忠　北小路博司　本城久司　向野義人

◆本書の主な特徴

- 鍼灸による治療効果が最も期待できる痛みについて，痛みの諸相と鍼灸治療法に東・西医学両面からアプローチできるよう構成された待望のハンドブック．
- 痛みに対処するうえで知っておくべき必須の基礎知識，鑑別，適応，治療の考え方，治療法を図表をふんだんに使って具体的に記載．痛みに苦しむ患者さんに最適の治療ができるよう，斯界の第一人者によってまとめられた最新の疼痛治療絶好の手引き．
- 鍼灸初学者，学生はもとより，ベテラン鍼灸師も知っておくべき知識がふんだんに提供される．また，医師，医学生にも参考となる情報が盛り込まれた，鍼灸にかかわる人の必携書．

〈西洋医学編〉は臨床経験豊かな疼痛の専門医が担当！
- 「総論」では，痛みについての基本事項，治療の歴史，概略を，「各論」では，各種痛みの概要，原因，診察のポイント，病態の特徴，治療方針・治療法，その他について，図表を使って簡潔に解説．

〈鍼灸医学編〉は臨床，教育，研究に造詣が深い第一人者が執筆！
- 「総論」では，鍼灸医学の基本的な考え方，鍼灸治療の特徴と役割，鍼灸治療の種類，安全性などを，「各論」では，各疾患の概要，臨床上の注意事項，適応となる病態，治療方針，具体的な治療方法について，図表を多用して分かりやすく解説．

◆本書の構成

〈西洋医学編〉「総論」「各論」頭痛　顔面痛　頸部痛　胸部痛・背部痛　腹痛　上肢痛　腰下肢痛　がんの痛み　心因性疼痛　その他
〈鍼灸医学編〉「総論」疼痛治療における鍼灸治療の役割　鍼治療の種類　灸治療の種類　鍼灸治療の安全性　「各論」頭痛　顔面痛　頸部痛　上肢痛（肩関節，上肢〜肘部，前腕〜手）　胸部痛・背部痛　腹痛　腰痛　下肢痛（股関節〜大腿，膝関節，下腿〜足部）　術後疼痛　がんの痛み　心因性疼痛　婦人科領域の痛み　泌尿・生殖器系の痛み　スポーツ領域の痛み

医歯薬出版株式会社　〒113-8612 東京都文京区本駒込1-7-10　TEL03-5395-7610　FAX03-5395-7611　http://www.ishiyaku.co.jp/